MW01154688

El libro de la cosmética natural

Todo lo que necesitas saber sobre la cosmética natural y bio

4ª edición actualizada
Incluye 80 recetas caseras

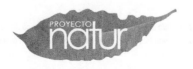

Diseño de cubierta: Iván de Pablo Bosch
Maquetación: Editor Service, s.l.

Derechos reservados para todas las ediciones en castellano

Primera edición: mayo 2012, Barcelona
Cuarta edición: 2021, Barcelona

© Ned ediciones
www.nedediciones.com

ISBN: 978-84-18273-17-9
Depósito legal: B 115-2021

Impreso en España por Podiprint
Printed in Spain

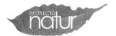

Claudina Navarro
Manuel Núñez
Jordi Cebrián

El libro de la cosmética natural

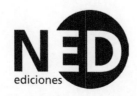

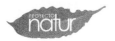

Índice

Índice

Índice

El cuidado del cuerpo y de la belleza

El aseo personal es uno de los hábitos básicos para mantener la salud y sentirse bien. Los productos que utilizamos para limpiarnos o embellecernos entran en un contacto tan íntimo con el cuerpo como solo lo hacen los alimentos. Esperamos del gel de ducha, del champú o del maquillaje no sólo que mejoren nuestro aspecto, sino que cuiden la piel y el cabello. Incluso que nos hagan sentir mejor gracias a su aroma y su textura. No siempre ha sido así. La higiene no ha estado al alcance de la mayoría en todos los lugares y momentos.

El aseo y el interés por la estética son conquistas de las sociedades sensibles. Los medios que se utilizan en el baño y ante el tocador dicen mucho acerca de una civilización. La historia nos muestra que cuando una cultura está sumida en las desigualdades y la falta de libertad, la motivación del cuidado personal es ofrecer una apariencia determinada, aquella que permite al individuo ser aceptado o le sitúa por encima de los demás. Con este fin se ha utilizado cualquier sustancia que se ha tenido a mano o se ha recurrido a las más extrañas pócimas en busca de un efecto milagroso. En cambio, cuando las personas han podido acercarse al bienestar integral, cuidando tanto su cuerpo como su espíritu y las relaciones con los demás, han sabido utilizar el sentido común para elegir los medios adecuados. Entonces el aseo y la belleza han formado parte del autocuidado con un equilibrio perfecto entre lo íntimo y lo social.

Es decir, el embellecimiento no ha supuesto una contradicción con los principios personales y ha contribuido a los modos de relacionarse respetuosos y constructivos.

¿Qué dicen de nosotros los productos de higiene y cosméticos que utilizamos en la actualidad? Dicen, para empezar, que somos confiados, porque si no somos expertos en química no podemos saber de qué esta hecha la más sencilla pastilla de jabón. La realidad es que la mayor parte de la población utiliza sin rechistar lo que la industria pone en sus manos. No se ha prestado una atención seria a un aspecto de la vida que parecía banal, cuando no frívolo en el caso de la cosmética femenina. Había cosas más importantes en las que pensar. Pero las personas han ido conquistando su espacio privado, esa burbuja donde cada uno intenta construir un entorno agradable que satisface sus necesidades físicas y mentales. Cada vez más personas se preguntan si cada producto que entra en contacto con su cuerpo cumple unas condiciones mínimas. Ya no están dispuestas a que les intoxiquen con los humos del tabaco y se ha conseguido eliminarlo de los espacios cerrados. No quieren que los alimentos contengan residuos de plaguicidas y se han aprobado leyes que protegen la oferta ecológica. Ahora leen las listas de ingredientes de los productos cosméticos y nos llevan las manos a la cabeza. Aparecen nombres tan atractivos como «petrolatum» y si buscan en internet encuentran miles de noticias e informes que relacionan los ingredientes con infinidad de problemas de salud.

Ha llegado el momento de tomar medidas y no podemos esperar a que lo hagan por nosotros. Podemos elegir con qué productos cuidamos nuestro cuerpo y el de nuestros hijos.

> *La buena noticia es que existen en el mercado productos elaborados por empresas comprometidas con la salud y el medio ambiente.*

UN POCO DE HISTORIA

El ser humano no ha tenido hábitos higiénicos siempre, pero casi siempre se ha adornado. Al menos algunos miembros señalados de la sociedad. En Egipto, la clase sacerdotal estudiaba las materias primas, sus mezclas y su utilización ritual en las ceremonias. Se pintaban el contorno de los ojos con kohl o mesdemet, obtenido de la galena (sulfuro de plomo) o de la antimonita (sulfuro de antimonio). Al destacar los ojos aludían al dios Horus e invocaban su protección. También recurrían a los ungüentos a base de incienso o de terebinto, árbol del que se extrae la trementina, para combatir la transpiración. Los ritos iniciáticos y mortuorios incluían cuidados corporales en los que cada acto tenía un sentido simbólico y una función higiénica o médica.

La clase aristocrática imitaba a los sacerdotes y los refinamientos del aseo y la cosmética les servían para distanciarse del pueblo llano. Las señoras de las clases privilegiadas sabían que para mantener la piel suave y limpia no había nada mejor que los beneficios de una buena exfoliación. **El Papiro Ebers, uno de los tratados médicos más antiguos conocidos, redactado cerca del año 1500 a. de C. durante el reinado de Amenhotep I, recoge una receta exfoliante a base de polvo de alabastro, limo del Nilo y miel.** Se mezclaba todo y con la pasta obtenida se untaba el cuerpo, la cara o las manos y después se retiraba con agua. También conocían las ventajas de la hidratación y con este fin emplearon grasas de hipopótamos, cocodrilos, gatos o vegetales. Incluso podían maquillarse los párpados con llamativos colores obtenidos de minerales molidos: malaquita, turquesa, terracota, óxido de cobre, carbono...

En la Grecia de los tiempos de Homero (siglos XII a VIII a. de C.) los héroes y heroínas se daban baños perfumados de ambrosía y masajes con aceites olorosos. No obstante, en la vida real, el dominio de los hombres se manifestó a menudo en una aversión hacia ciertas costumbres de las mujeres. Licurgo, legislador de Esparta en el siglo VII a. de C., prohibió que se pintaran porque corrompía su comportamiento. Las decoraciones llamativas estaban reservadas a las prostitutas.

Sin embargo, con el paso del tiempo las costumbres se suavizaron y a partir del siglo III a. de C. se extendió entre las griegas la costumbre de aplicarse sobre el rostro cerusa, una sustancia compuesta por carbonato de plomo, yeso y creta. La faz blanca se rompía con coloretes rojos que se aplicaban en las mejillas. Los ojos se pintaban con azafrán o ceniza. Pestañas y cejas se ennegrecían con antimonio y se engominaban con una mezcla de clara de huevo y goma de amoniaco.

El repaso de la historia demuestra que la utilización de ingredientes tan tóxicos como el plomo no es algo moderno. Cualquier tiempo pasado no fue mejor. Al parecer, el efecto espectacular y la comodidad de utilizar lo que se tiene a mano se ha impuesto casi siempre sobre la salud. El uso cotidiano y excesivo de las sustancias mencionadas y otras «corrompía la tez, oscurecía los dientes, obstruía los emuntorios, reducía el flujo de los intercambios nerviosos y provocaba, a corto plazo, un entumecimiento que conducía a la caquexia», escribió Dominique Paquet en *Historia de la belleza*.

En Roma, tanto se utilizaron sustancias inofensivas para el cuidado del cuerpo como productos tóxicos. El gran médico Galeno no dejó de advertir en vano a las mujeres que se arriesgaban a sufrir ulceraciones, necrosis y otras enfermedades. A la humanidad le cuesta encontrar un término medio. La Iglesia cristiana, el poder que se impuso en Europa a partir del siglo IV, impuso la renuncia a la cosmética e incluso al aseo, pues las atenciones al cuerpo se consideraban, como sabemos, pecaminosas. Semejantes preocupaciones eran propias de pecadoras y pecadores lujuriosos. Tertuliano, en *El aseo de las mujeres*, no puso freno a la pluma: «Porque pecan contra Él aquellas que lastran su piel con drogas, mancillan sus mejillas con coloretes, alargan sus ojos con sombras negras (…) Lo que es natural es obra de Dios, lo que es artificial, del diablo».

La historia da muchas vueltas y durante la Edad Media fueron los musulmanes quienes mantuvieron viva la llama del aseo como signo de civilización. Los cruzados iban con la espada a Oriente y se traían de vuelta ungüentos y perfumes para las mujeres. Pese a todas las advertencias de los médicos y los religiosos, se continuaban cometiendo todo tipo de tropelías para adornarse. Por ejemplo, se consideraba bella la frente ancha y despejada y para conseguirla se aplicaban sobre la línea del cabello nada menos que una mezcla de sulfato de arsénico y cal viva o hervida en aceite. Una vez eliminado el vello, se aplicaba sangre de murciélago o zumo de cicuta para evitar su reaparición.

Durante el Renacimiento se apreció la alianza entre la sofisticación y la locura que por alguna misteriosa razón acompaña a menudo la cosmética. En 1573, Alexandro Piccolomini inventó un depilatorio compuesto de heces de gato secas mezcladas con vinagre. Catalina Sforza se blanqueaba la piel con leche materna donde se había destilado una golondrina, plumas incluidas.

La aristocracia europea de los siglos XVII y XVIII vivió una especie de carnaval permanente donde no se reparó en medios para transformarse, hasta que la Revolución Francesa de 1789 y la Ilustración dieron un vuelco a la estética y a los medios empleados para alcanzar la belleza. Se impuso la higiene y el jabón. Las pociones mágicas de antaño, más tóxicas que embellecedoras, dejaron paso a productos más simples y eficaces. Se valoró el aspecto natural, saludable y la expresión de la individualidad. El doctor Auguste Caron aconsejaba en *La Toilette des dames* (1806) los cosméticos gelatinosos, esponjosos, suaves, que dejaban la piel tersa y fresca, en lugar de los preparados astringentes del Antiguo Regimen. Condenaba los minerales tóxicos y recomendaba, incluso, trabajar la belleza desde el interior, consumiendo alimentos como el pan de cebada o bebiendo infusiones. Pero la lenta marcha hacia la naturalidad y la salud convive todavía con el ensalzamiento de lo enfermizo en los círculos artísticos e intelectuales del siglo XIX.

A principios del siglo XX cambió de nuevo radicalmente el panorama, aunque las tendencias del pasado nunca dejarán de manifestarse de una manera u otra hasta nuestros días. Los descubrimientos de Marcellin Berthelot sobre la síntesis en el laboratorio de sustancias orgánicas y los avances de la medicina favorecieron la aparición de un nuevo tipo de productos cosméticos. Se rebajaron los precios, se convirtieron en productos accesibles para una parte mayor de la población y apareció una publicidad agresiva que difundió sus supuestas virtudes. Poco a poco, el maquillaje vistoso dejó de relacionarse con la mala vida y se vinculó al glamour y la distinción.

Las grandes firmas que reinan en la actualidad tienen su origen en aquellos tiempos: Elizabeth Arden, Helena Rubinstein, L'Oréal, Max Factor… Al mismo tiempo se incrementó la conciencia sobre el efecto en la salud de las sustancias que se venían utilizando. Después de 2.000 años, en 1913 se prohibió la cerusa ante la evidencia de sus efectos nefastos. Pero no dejaron de aparecer ungüentos no menos peligrosos.

La auténtica popularización de la cosmética se produjo a partir de 1950, gracias al poder económico alcanzado por las industrias. Los fabricantes persiguieron el máximo beneficio y lo consiguieron: eligieron materias primas baratas, las transformaron y las vendieron a buen precio gracias a la magia de la publicidad. Los cánones de belleza se uniformizaron, de manera que se creó un público amplio para una serie de productos estandarizados.

La industria cosmética supo utilizar a fondo un cambio cultural profundo: la entrada de las mujeres en el mercado de trabajo, su emancipación del hombre y la revolución de las costumbres sexuales. Contribuyó de manera importante a crear una identidad para la nueva mujer integrada en el sistema económico capitalista. La imagen de la mujer que orgullosamente se pinta los labios es paradigmática. El uso de cosméticos se convirtió en símbolo de modernidad, libertad sexual y capacidad adquisitiva.

Con el paso de los años, el maquillaje forma parte del uniforme de trabajo y de las armas de seducción de las mujeres. Las feministas se dividen entre quienes piensan que los cosméticos constituyen herramientas de liberación y quienes consideran todo lo contrario, que lo son de opresión. Estas teorizan que la imagen cosmética es un artificio que condena a la mujer a la inferioridad dentro de una sociedad esencialmente machista. Al pintarse, las féminas se definen como objetos del deseo masculino. Naomi Wolf habla del «mito de la belleza» que sugestiona a las mujeres y las hace competir por un modelo inalcanzable, mientras los hombres viven libres de ese tipo de presiones frustrantes y se dedican a tareas más trascendentes. En la batalla, «las mujeres se destruyen físicamente y se agotan psicológicamente». Por su parte, Unna Stannard escribe que las mujeres no son libres de abandonar el juego de la belleza pues cada día la industria cosmética les recuerda que son monstruos que necesitan ser operados, moldeados y pintados. Por si fuera poco, como van disfrazadas resultan poco creíbles.

Sin embargo, muchas mujeres, cada vez más, parecen optar por un camino intermedio, no teorizado. Usan la cosmética para mejorar su autoestima, para dedicarse tiempo, para gustarse, para expresar su personalidad, es decir, como un medio para alcanzar mayor bienestar y armonía interior sin someterse al hombre.

En este sentido, hay que subrayar que las empresas que fabrican cosmética natural renuncian completamente a la publicidad sexista y a los modelos de belleza impuestos. Su objetivo es la salud y el bienestar íntimo.

Los problemas de la cosmética sintética

En las últimas décadas no ha dejado de crecer una corriente de resistencia entre los consumidores más preocupados por la salud y el medio ambiente. Ante la lista de ingredientes que nadie, salvo un químico experto, está en condiciones de interpretar, los efectos secundarios sobre la salud, los abusos de la publicidad y la cultura artificiosa del glamour, **los ciudadanos, cada vez más formados e informados, demandan transparencia en las fórmulas de unos productos que debieran favorecer la salud sin afectar el entorno natural.**

Las grandes empresas toman nota e incluyen en sus productos extractos marinos y vegetales y eliminan ingredientes de origen animal. Pero en la mayoría de los casos sólo se trata de un maquillaje publicitario de los productos de siempre. Por fortuna, desde la década de 1990 se viene abriendo camino la cosmética natural y ecológica. No sólo propone productos que no perjudican la salud, sino un estilo de vida basado en la autoestima y la naturalidad.

Los problemas de la cosmética actual son los de la industria. Las fábricas europeas trabajan con más de 150.000 sustancias químicas diferentes. Su producción ha pasado de un millón de toneladas en 1939 a más de 400 millones de toneladas actualmente. Una parte importante de estos compuestos se incorporan en los productos de consumo común para conferirles propiedades funcionales como color, olor, consistencia o resistencia a las bacterias. Unas 8.000 constituyen los ingredientes mayoritarios en los productos cosméticos y de aseo. Sin duda, estos productos se asocian a las comodidades de la vida moderna, pero tienen un lado oscuro. Oscuro como el petróleo.

IMPACTO AMBIENTAL

En la década de 1950 se produjo una auténtica alianza entre la industria del petróleo, los centros universitarios de investigación (sobre todo en Estados Unidos) y los gobiernos para producir una enorme avalancha de nuevas sustancias químicas con aplicaciones en todos los campos, desde la fabricación de los plásticos que han inundado nuestras vidas, a los maquillajes y pintalabios. La cosmética encontró su mina de materias primas baratas.

¿QUÉ SON LAS SUSTANCIAS QUÍMICAS SINTÉTICAS?

Son aquellas fabricadas en los laboratorios, principalmente a partir de productos derivados del petróleo. Pueden ser moléculas que imiten las existentes en la naturaleza o ser totalmente inventadas. Ambas pueden ser contaminantes, bien porque alteran los procesos fisiológicos y los ecosistemas, bien porque no se degradan adecuadamente. Se utilizan como ingredientes básicos de los cosméticos y como aditivos. Son los principales responsables de la textura, el color y el olor.

El 90 por ciento de los agentes químicos utilizados actualmente por la industria son derivados del petróleo. Miles de millones de toneladas de sustancias creadas en los laboratorios, que nunca antes habían formado parte de la naturaleza, fueron vertidas en el medio ambiente aunque se tenía muy poco conocimiento de cuáles podían ser sus impactos sobre los ecosistemas y la población. **Por entonces, pese a que las primeras bombas atómicas ya habían estallado, se creía que el ser humano no era capaz de alterar de manera importante la inmensa naturaleza.** Hoy, cada niño que nace ya tiene su sangre y sus tejidos contaminados con sustancias sintéticas.

El planeta entero resulta afectado. Los compuestos utilizados por la industria cosmética invaden literalmente la Tierra, desde las montañas más altas a los polos, pasando por las profundidades oceánicas. Llegan allí después de pasar por los sistemas de desagüe, las fosas sépticas y las depuradoras. Debido a que son solubles, muchos contaminantes cosméticos representan una amenaza para los organismos acuáticos. Ciertos ingredientes, como los ftalatos, una vez dentro del organismo imitan la acción de las hormonas y provocan que los machos de algunas especies de peces cambien de sexo.

Otro aspecto del impacto ambiental está relacionado con la obtención de las materias primas. Dado que el principal proveedor es la industria del petróleo, a los fabricantes de cosméticos les toca una cuota de responsabilidad en la contaminación del medio ambiente y el calentamiento de la atmósfera causados por el oro negro. También participan directamente en la destrucción de ecosistemas valiosos. Por ejemplo, la explotación inconsciente del aceite de palma pone en peligro la supervivencia de las selvas y de los animales que viven allí. La isla de Borneo (Indonesia) es uno de los refugios de los orangutanes, que mueren cada día por culpa de las empresas que, para producir el aceite, queman y talan los árboles originales para plantar en su lugar palmeras. Entre los años 1990 y 2008, en Indonesia se destruyeron 28 millones de hectáreas de bosques, lo que costó la vida a por lo menos 1.500 orangutanes, según un informe de Greenpeace. La deforestación es una de las principales causas del cambio climático y de la pérdida de biodiversidad en el planeta.

PASTILLAS DE JABÓN EN LUGAR DE GELES

Teniendo en cuenta su volumen y peso, al utilizar pastillas de jabón en lugar de geles se reducen a un tercio los gastos en transporte y envases, con la consecuente reducción de emisiones de CO_2 causantes del cambio climático. Es un ejemplo de la importancia de elegir las presentaciones con menos gasto en envoltorios.

RIESGOS PARA LA SALUD

Sólo la confianza bienintencionada en la reglamentación existente y la familiaridad con las marcas, debido al constante mensaje publicitario, puede llevarnos a creer que estamos protegidos. No es el caso. La industria y las autoridades afirman que los efectos de todos los ingredientes cosméticos han sido investigados... pero con animales de laboratorio, en grandes dosis y a corto plazo. La realidad es que se desconocen las consecuencias de las exposiciones a dosis bajas durante largos periodos de tiempo, así como los efectos de su mezcla dentro del cuerpo, donde se acumulan en los órganos y en los tejidos. Por tanto estamos sometidos a una exposición invisible y cotidiana a multitud de sustancias tóxicas.

Un gran número de moléculas utilizadas masivamente en los cosméticos son capaces de interferir el funcionamiento del organismo humano y de los ecosistemas. Son directa o indirectamente un peligro para la salud.

> *La situación es posible porque somos víctimas de una visión anticuada de la toxicidad.*

Los métodos que se consideran válidos para tomar decisiones, para dar permisos o para negarlos, aún no se han adaptado a los nuevos conocimientos. Todavía rige el principio establecido en el siglo xvi por el alquimista Paracelso: «es la dosis la que hace el veneno». No se considera el peligro vinculado a determinadas moléculas por sí mismas, sino que se estima la probabilidad del efecto negativo. En consecuencia, según esta filosofía, puede utilizarse incluso una sustancia cancerígena en dosis que se consideran «seguras».

A medida que se conoce mejor el efecto de los compuestos tóxicos se empieza a comprender que no existe la dosis mínima inocua. Durante la gestación y los primeros meses de vida el organismo es mucho más sensible al efecto de determinadas sustancias de lo que los análisis tradicionales hayan llegado nunca a suponer. Por tanto, todos hemos estado expuestos y lo estarán las futuras generaciones, al impacto de miles de sustancias artificiales que se acumulan en los cuerpos de las madres y en los entornos donde vivimos.

Análisis efectuados sobre la sangre de cordones umbilicales de recién nacidos han descubierto 287 compuestos artificiales, aunque los autores afirmaron que de haber utilizado medios más precisos hubieran encontrado más. De los 287, 180 eran reconocidos agentes cancerígenos en seres humanos o en animales, 217 resultaban tóxicos para las neuronas y 208 causaban malformaciones de nacimiento o desarrollo anormal. Metales pesados como el mercurio o el plomo, restos de plaguicidas agrícolas y domésticos, residuos de la combustión de vehículos e incineradoras e ingredientes cosméticos se hallan mezclados con el oxígeno y los nutrientes que necesita el organismo en una fase crítica del desarrollo, cuando las células se transforman en órganos, membranas y sistemas fisiológicos complejos en el plazo de semanas.

Hasta hace poco los médicos pensaban que los fetos se desarrollaban en un entorno protegido, aislado casi por completo de los contaminantes exteriores. Únicamente advertían a las madres frente a los efectos de fumar o beber alcohol. Con los conocimientos actuales debieran avisarles de que cualquier agente tóxico al que se expongan, o con el que hayan entrado en contacto a lo largo de la vida a través de los alimentos, del aire o de la piel, puede acabar perjudicando a sus hijos. Las consecuencias de la exposición a una mezcla compleja de agentes cancerígenos y neurotóxicos todavía no se conocen con detalle, pero es probable que expliquen los incrementos en las incidencias de muchas enfermedades infantiles, como cáncer, alergias o trastornos del comportamiento.

Las encuestas indican que cada mujer utiliza diariamente una media de 12 productos cosméticos y de higiene personal que contienen aproximadamente 160 ingredientes distintos. Los hombres usan la mitad. Los efectos negativos de todas estas sustancias sobre el cuerpo son extensos, complejos y seguramente desconocidos en su mayor parte.

Los alergólogos consideran los perfumes uno de los cinco principales causantes de alergia entre la población. Miles de ingredientes cosméticos pueden causar irritaciones en la piel, los ojos y las mucosas, así como dificultades respiratorias y dolores de cabeza. Se estima que cada producto cosmético o de aseo contiene una media de 10 agentes químicos con capacidad alergénica y la mayoría no aparece en la lista de ingredientes, pues forma parte de la composición secreta de los aromas. Por ejemplo, uno de los perfumes más vendidos en el mundo, el Acqua Di Gio, de Giorgio Armani, contiene 19 agentes químicos alergénicos.

Un 60 por ciento de las sustancias que entran en contacto con la epidermis acaba penetrando en el cuerpo. De hecho, estudios recientes han mostrado que se absorben más toxinas a través de la piel y de la inhalación que a través de los alimentos. Una vez dentro del organismo, una parte de los compuestos tóxicos son eliminados por los órganos depuradores —hígado y riñón— pero una proporción importante se acumula en los órganos y los tejidos y puede acabar causando a largo plazo desde trastornos hormonales a cáncer. Los expertos enumeran una serie de enfermedades potenciales:

● cánceres en general y en especial de testículos, ovarios y mama.

● alteraciones de los sistemas reproductivos femenino y masculino, como descenso del número de espermatozoides viables.

● anomalías de crecimiento y desarrollo.

● disfunciones del sistema inmunitario.

Los trastornos reproductivos y en el desarrollo de los niños se han multiplicado en los últimos años.

Los datos del Centro para el Control y Prevención de las Enfermedades de los Estados Unidos indican que de 1970 a 1993 se dobló la incidencia de las enfermedades reproductivas masculinos, incluyendo malformaciones del pene y testículos retenidos. Los principales sospechosos de causar este incremento son determinados agentes químicos como los ftalatos que se hallan en los cosméticos y productos de aseo.

EL SÍNDROME DE SENSIBILIDAD QUÍMICA MÚLTIPLE

La sensibilidad química múltiple (SQM) es una enfermedad sistémica que provoca una variedad muy amplia de síntomas y alteraciones orgánicas que se agudizan ante la exposición a numerosos agentes químicos, incluso a niveles muy bajos, normalmente tolerados por la población.

La mitad de las personas afectadas manifiestan sufrir dolor de cabeza, debilidad, problemas de memoria, falta de energía, congestión nasal, dolor o compresión en la garganta y molestias en las articulaciones (de los sistemas nervioso central, neuromuscular, respiratorio, y esquelético, respectivamente). Alrededor de casi un tercio refieren otros síntomas de sistemas orgánicos como dolor abdominal, náuseas, trastornos visuales y opresión pectoral. Como consecuencia de las alteraciones, algunos enfermos se ven obligados a vivir recluidos en casa, en un entorno controlado, aséptico y aislado del exterior. Renuncian, por supuesto, a utilizar productos de higiene y cosmética sintética.

Reconocida oficialmente por países como Alemania, Japón o Austria, a la SQM se le han dado muchos nombres alternativos: enfermedad ambiental, enfermedad del siglo xx, síndrome de respuesta a las sustancias químicas, alergia total, intolerancia inducida por químicos o hipersensibilidad. Aunque es una patología de la que se habla desde la década de 1990, se conoce desde los años 50. El pionero fue un médico de Chicago llamado Theron Randolph. Sin embargo, actualmente aún existen médicos que discuten si se trata de una enfermedad toxicológica o psicológica.

Al parecer, entre los agentes causantes de la enfermedad se hallan los plaguicidas agrícolas y domésticos, los disolventes orgánicos, los humos industriales y de los transportes, los metales pesados y los ingredientes de los productos cosméticos. Es muy frecuente que los pacientes no soporten los aromas que desprenden ni su contacto sobre la piel. Según los expertos en salud ambiental, estas personas muestran las consecuencias de la sobrecarga de productos químicos que sufre nuestro entorno. Todo indica que unos han enfermado como resultado de exposiciones accidentales agudas a los agentes tóxicos, mientras que otros lo han hecho como consecuencia del contacto habitual a dosis bajas.

EL COLOR DEL DINERO

Tiene sentido preguntarse cómo es posible que unos productos destinados a promover la salud y el bienestar se hayan convertido en un problema y por qué a la sociedad le cuesta tanto reaccionar ante la situación creada. Las respuestas hay que buscarlas en el enorme poder económico y cultural de la industria cosmética.

La mayor parte de esta cantidad fue ingresada por las 20 compañías más grandes y es superior al presupuesto de la mayoría de estados.

Semejante volumen económico confiere a la industria una enorme capacidad de influencia sobre la población y sus representantes.

El gasto de la población mundial en productos cosméticos durante el año 2010 superó ampliamente los 170.000 millones de dólares, según Eurostaff.

Una parte de esta influencia se realiza a través de la publicidad. Las multinacionales cosméticas se gastan en publicidad unos 4.000 millones de euros al año. Esta enorme cantidad de dinero es la clave del negocio, porque la industria cosmética no vende productos, sino ilusiones. La fascinación de las imágenes trucadas de la publicidad es mucho mayor que los efectos reales de maquillajes, champús, tintes, lacas y perfumes. No existe prueba más obvia que los siguiente datos: L'Oréal invirtió en 2005 diez veces más dinero en anuncios y promociones que en investigación y desarrollo. L'Oréal es propietaria de marcas situadas en ambos extremos del poder adquisitivo: Lancôme está arriba y Maybelline, abajo. El lápiz labial glamuroso puede costar tres veces más que el popular, y la diferencia de precio puede apreciarse en el envoltorio, pero la barra, el producto, es prácticamente el mismo. Ni la señora que acude a la ópera ni la chica del guardarropa saben lo que realmente se ponen en los labios. La escena no sería posible sin toda la publicidad que llena las horas de televisión y las páginas de las revistas, ni tampoco sin el estilismo de las secciones de cosmética en los grandes almacenes y perfumerías. Y sin la avidez del público. El negocio de la cosmética no deja de crecer a ritmo constante desde principios del siglo xx. Como ningún otro sector, ha resistido sin inmutarse dos guerras mundiales y varias crisis catastróficas. Tras el crack financiero de 2008, las cosméticas siguen creciendo a un ritmo del 5 por ciento anual.

SITUACIÓN LEGAL

Las multinacionales cosméticas invierten también en expertos y abogados que presionan a los políticos para que no tomen medidas que puedan afectar sus intereses. Durante cinco décadas los cosméticos derivados de la industria del petróleo han sido elaborados y comercializados bajo unas leyes nacionales e internacionales muy permisivas.

> *Casi el 80% no han superado pruebas exhaustivas que garanticen su inocuidad en relación con la salud y con el medio ambiente.*

A nivel mundial, los fabricantes de productos cosméticos deben someterse a las leyes aprobadas por los parlamentos nacionales, que a su vez aplican las normas aprobadas por la Comisión Europea o la Food And Drug Administration de los Estados Unidos.

En Europa, la producción y comercialización de productos cosméticos están reguladas desde 1976 por una directiva (76/768/EEC) que prohibe la utilización de sustancias clasificadas como cancerígenas, mutagénicas o tóxicas para la reproducción. En 2004 se prohibieron 1.200 sustancias utilizadas hasta entonces porque los estudios más recientes demostraban su riesgo. En 2007 tuvo lugar una nueva reducción de la cantidad de ingredientes a disposición de la industria como consecuencia de la aprobación de la normativa REACH (siglas en inglés de Registration, Evaluation, Authorisation and Restriction of Chemicals, es decir registro, evaluación, autorización y restricción de sustancias químicas).

El objetivo de esta normativa, cuya reducción se demoró siete años bajo la presión constante de la industria, era minimizar el impacto de los productos químicos sobre la salud humana y los ecosistemas mediante la aplicación de los principios de precaución y sustitución. Desde su entrada en vigor las industrias deben demostrar la seguridad de las sustancias químicas que van a emplear antes de ponerlas en circulación y se obligan a sustituirlas por alternativas más seguras si son declaradas peligrosas o sospechosas de serlo.

La implementación de la normativa REACH se realizará gradualmente a lo largo de 10 años desde su fecha de aprobación y afectará a las industrias de todo el planeta, pues se aplica también a las sustancias y productos importados.

Regula especialmente el uso continuado de las llamadas «Sustancias Químicas Muy Preocupantes» (abreviadamente SVHC, del inglés Substances of Very High Concern) por su potencial impacto negativo en la salud humana o en el ecosistema. Desde el 1 de junio de 2011, la Agencia Química Europea debe recibir por parte de las empresas la notificación de la presencia de SVHCs en sus artículos cuando esté presente en más de un 0'1 % de la masa y la cantidad total usada sea mayor a una tonelada por año. Además estas empresas están obligadas a remplazar la «sustancia preocupante» por una alternativa más segura o, si no existen, deberá trabajar en conseguir una.

SUSTANCIAS ALTAMENTE PREOCUPANTES

- Sustancias clasificadas como:
  - Carcinógenas, Mutagénicas, Reprotóxicas (CMR)
  - Persistentes, Bioacumulables y Tóxicas (PBT)
  - Muy Persistentes, Muy Bioacumulables
- Sustancias que susciten grado de preocupación equivalente:
  - Evidencia científica de efectos serios probables para la salud humana o el medio ambiente.
  - Estructura similar a sustancia PBT
  - Indicios de potencial de alteración endocrina
  - Indicios de transporte a larga distancia
  - Otros casos

En el momento que se escribía este libro, había solo 46 sustancias en esta lista, de las cuales sólo unos pocos se utilizaban en productos cosméticos. En cambio, la lista de ingredientes autorizados para la industria cosmética convencional que las empresas fabricantes de cosmética natural o ecológica certificada renuncian a incluir en su fórmulas son aproximadamente 5.000. Pese a las esperanzas que las organizaciones ecologistas y de consumidores depositaron en la directiva, REACH no ha servido obviamente para mejorar sustancialmente la calidad y la seguridad de los productos cosméticos. Continúan empleándose ingredientes completamente ajenos a la fisiología corporal.

La situación tampoco cambió con la aprobación en 2009 de un nuevo reglamento europeo sobre cosméticos (1223/2009) cuyo objetivo principal es sustituir las 27 leyes que rigen en los diferentes estados de la Unión. El reglamento, que no entrará en vigor hasta 2013 para la mayoría de apartados, no incorporará novedades significativas en relación, por ejemplo, con las sustancias que pueden actuar como disruptores hormonales, que son actualmente una gran preocupación y no lo eran en 1976. La nueva norma se limita a esperar un acuerdo científico a nivel europeo o internacional sobre el efecto de estas sustancias y pospone su regulación en los cosméticos hasta 2015.

Asimismo regula mínimamente la presencia de nanopartículas: sólo exige a los fabricantes que notifiquen a las autoridades su presencia en el producto antes de ponerlo en el mercado y que en la lista de ingredientes aparezca el sufijo (nano) junto al nombre de la sustancia. Finalmente contiene listas de sustancias prohibidas y restringidas que se irán actualizando hasta que entren en vigor a partir de 2013. Por ejemplo, en febrero de 2010 la lista colorantes prohibidos en los tintes de cabellos había ido aumentando hasta alcanzar los 179 productos.

El Artículo 20 anuncia que «La Comisión establecerá, en cooperación con los Estados miembros, un plan de acción para las reivindicaciones utilizadas y fijará prioridades para determinar criterios comunes que justifiquen la utilización de una reivindicación». En base a este párrafo, la Comisión Europea informó en septiembre de 2010 que a lo largo del año 2011 se establecerían los criterios que deberían cumplir los cosméticos que incluyeran en sus etiquetas o su publicidad los conceptos «natural», «ecológico», «orgánico» o similares. Por ahora no se tiene noticia de cuán exigentes serán los requisitos. Lo deseable sería que fueran similares a los que las empresas comprometidas ya aplican en su autorregulación privada. Nos referimos a las diferentes certificaciones de la cosmética natural y ecológica que son actualmente las únicas guías fiables para el consumidor.

LOS COMPUESTOS MÁS DAÑINOS

Aunque cualquier ingrediente, sea natural o artificial, puede causar un efecto secundario imprevisto en una persona determinada, los trastornos se achacan a categorías concretas de sustancias utilizadas por la industria cosmética. No todos pueden descubrirse en las listas de ingredientes pues se engloban bajo términos que aluden a sustancias muy complejas.

> *Detrás de las inofensivas e incluso atractivas palabras «perfume», «aroma» o «fragrance» se puede esconder una mezcla de nada menos que 100 elementos químicos. En cambio, en el caso de la cosmética natural, el perfume suele ser uno o varios aceites esenciales, obtenidos de la destilación de hojas, frutos, raíces, cortezas o flores.*

Por otra parte, el 80 por ciento de todos los productos de cuidado personal —desde lápices labiales a geles para bebés— contienen ingredientes que pueden estar contaminados con impurezas relacionadas con el cáncer y otras enfermedades. La mayoría son rápidamente absorbidas por la piel. Parece un tema grave, pero no existe un verdadero control sobre la presencia de estos agentes en los productos de consumo. En teoría, los fabricantes debieran controlar la pureza de las sustancias que utilizan. Se sabe que algunos exigen a sus proveedores certificados de laboratorios independientes. También se sabe que otros no lo hacen.

A continuación detallamos una relación de las sustancias y compuestos más dañinos:

✗ Nitroalmizcles

Los nitroalmizcles, que han sustituido en los perfumes a los almizcles obtenidos de los animales, que resultan muy caros, contaminan el entorno, se acumulan en el cuerpo y llegan a la leche materna. Pueden encontrase en peces y crustáceos, así como en el aire libre y dentro de los edificios. La persistencia de este tipo de compuestos es tal que uno de ellos, el ambrette, prohibido en 1995, se encuentra todavía en el 30 por ciento de las muestras de agua de lluvia. A pesar de ello, la UE no ve riesgo si se utilizan en dosis adecuadas. Pero lo cierto es que el xylol y la ketona son potentes alergenos, cuando no cancerígenos y disruptores hormonales, es decir, capaces de interferir con el sistema endocrino.

✗ Compuestos policíclicos

La mala fama de los almizcles sintéticos ha favorecido el auge de los compuestos policíclicos, sobre todo de tonalide (AHTN) y galaxolide (HHCD), que no son mucho mejores. Se ha sacado al consumidor del fuego para meterlo en las brasas, porque estas sustancias se acumulan igualmente en el tejido adiposo o en la leche materna. También tienen efecto hormonal y en dosis altas pueden dañar el hígado.

En Europa, cada año se utilizan unas 2.000 toneladas de compuestos policíclicos en detergentes, champús, cremas y perfumes, que son la causa más frecuente de reacción alérgica a los productos cosméticos.

Mientras los almizcles sintéticos y los compuestos policíclicos estén permitidos y ni siquiera sea obligatoria su declaración en la lista de ingredientes, los consumidores sólo pueden protegerse comprando productos libres de perfumes o productos realmente naturales.

PERFUMES TÓXICOS

El informe Eau de Tóxicos, realizado por Greenpeace, demuestra la presencia de estas sustancias peligrosas —ftlatos y almizcles sintéticos— en 34 de 36 perfumes analizados.

Los niveles más altos se han encontrado en las aguas de colonia Eternity for Woman de Calvin Klein con 22.299 miligramos por kilo (es decir 2,2 por ciento de ftalatos del peso total) y en Le Mâle de Jean Paul Gaultier con 9.884 miligramos/kilo (casi un 1 por ciento del peso total).

Respecto a los almizcles artificiales estudiados, las muestras que contenían los niveles más elevados pertenecen al perfume Le Baiser Du Dragon de Cartier (45.048 mg/Kg que equilvale a un 4,5 por ciento del peso total) y a White Musk de The Body Shop (94.069 mg/kg que equivale a un 9,4 por ciento del peso total).

«Regalar un perfume o llevar puesta un agua de colonia debería ser una sensación agradable y no una fuente de exposición a sustancias químicas peligrosas que entran en nuestros cuerpos», según Sara del Río, responsable de la campaña de tóxicos de Greenpeace.

✘ Ftalatos

En el mes de septiembre de 2004 se prohibió la presencia de tres ftalatos —sustancias que se utilizan para dotar al plástico de elasticidad— en los juguetes y productos para bebé: el Diethyl Hexyl Phthalate (DEHP), el Dibutyl Phthalate (DBT) y el Benzyl Buthyl Phthalate (BBP). Estas sustancias se han eliminado también de los cosméticos, pero sigue autorizado el ftalato que se encuentra en más cosméticos, especialmente perfumes y lociones, el diethylphthalate (DEP), así como el dimethyl phthalate, en lacas para el cabello. A menudo estos ingredientes no aparecen en las etiquetas. Estudios científicos han demostrado que los ftalatos penetran rápidamente a través de la piel y se distribuyen por el cuerpo con cada exposición.

El DEP se utiliza como disolvente, como vehículo de los aromas o de otros ingredientes cosméticos, o como desnaturalizador del alcohol. Aunque no se considera tan tóxico como el DEHP, las evidencias señalan que también es un componente inseguro que entra en el organismo a través de la inhalación y secundariamente a través de la piel. No parece acumularse en los tejidos, pero sus metabolitos se hallan en la orina en concentraciones 30 veces más elevadas que cualquier otro residuo de ftalato, especialmente en jóvenes y mujeres, debido seguramente a la frecuencia de uso de cosméticos que lo contienen. Aunque los efectos a largo plazo de una exposición repetida no se conocen con detalle, existen indicios de que altera el material genético de las células reproductoras masculinas. También se relaciona con una limitación de la capacidad pulmonar.

En general, los ftalatos interfieren con el funcionamiento del sistema hormonal. Esto puede ser grave durante periodos críticos del desarrollo. La exposición durante el embarazo puede provocar signos de femenización en el bebé barón, como un acortamiento de la distancia entre el ano y los genitales, o malformaciones de la uretra. En los hombres adultos causa pérdida de calidad del semen y en las mujeres incrementa el riesgo de ciertos tipos de cánceres (mama, ovario, útero…).

Por otra parte, el dimethylphthalate (DMP), que se utiliza como remedio antimosquitos y en los perfumes para hacerlos más persistentes, es sospechoso de dañar el embrión en el embarazo y de perjudicar el hígado y los riñones, según experimentos realizado con animales.

✗ Nitrosaminas

Son cancerígenas. No aparecen en la lista de ingredientes como tales, pero se crean a partir de la combinación de determinadas sustancias que sí se declaran. Por ejemplo, si un jabón contiene triethanolamine y además el conservante bronopol o bronidox, sabremos que pueden surgir las peligrosas nitrosaminas.

En 1998, unos análisis realizados por las autoridades europeas detectaron nitrosaminas cancerígenas en el 43 por ciento de los productos cosméticos testados, que incluían lociones para bebés, champús, protectores solares y jabones líquidos.

Las aminas aromáticas, ingredientes básicos de los tintes para el cabello permanentes, pueden generarlas, y se han demostrado cancerígenas en experimentación animal. Los peor parados son los peluqueros con más de 10 años de experiencia: según el estudio, poseen cinco veces más de incidencia de cáncer de vejiga. En realidad no es nada nuevo. Desde hace más de 100 años se sabe que el cáncer de vejiga es una enfermedad laboral de quienes trabajan con aminas. Sin embargo, la opinión científica oficial en el caso de los tintes era hasta hace poco que sólo podían provocar alergias. Desde 2005 la Unión Europea viene ampliando la lista de ingredientes prohibidos en los tintes de cabello.

Muchos consumidores prefieren los tintes tono sobre tono y anticanas porque creen que son más suaves que los permanentes. Es así, pero los pigmentos que contienen también suponen un riesgo. Son colorantes azoicos que se obtienen de las aminas aromáticas —como la anilina, un veneno cancerígeno en experimentación animal— y las contienen como residuo. Es decir, que también pueden crear, aunque con menos probabilidad, nitrosaminas cancerígenas.

No sólo los tintes de cabello pueden contener aminas aromáticas. También están en algunos barras pintalabios o en las sombras de ojos.

✗ Compuestos orgánicos halogenados (COH)

La industria tiene a su disposición varios miles de COH que frecuentemente contienen bromo, yodo o cloro. Aunque también existen en la naturaleza, en cosmética se utilizan versiones sintéticas por su efecto conservante. Su principal problema es que resultan muy alergénicos.

El methyldibromoglutaronitrile, también conocido como Euxyl K 400, que se utiliza en un tercio de todos los cosméticos y en dos tercios de las toallitas húmedas, ha sensibilizado a parte de la población, provocando una aumento en la incidencia de las alergias de contacto. Además puede producir un efecto hormonal. Los legisladores europeos han restringido su uso a los productos que se aclaran, es decir, que no permanecen en la piel.

Otro COH problemático es el 5-Chloro-2-(2,4-dichlorophenoxy)phenol, más conocido por triclosán, que se utiliza como conservante y antibacteriano. Presente en desodorantes, lociones, geles, dentífricos y cremas, favorece la aparición de resistencias microbianas y puede traspasar la piel, llegando a contaminar la leche materna. Suele estar casi siempre contaminado con dioxinas cancerígenas.

Por cierto, las dioxinas pudieron ser las responsables de la afección cutánea por envenenamiento —cloracné— que transformó la apariencia de Víctor Yuschenko, candidato en las elecciones a la presidencia de Ucrania celebradas en el año 2004.

✗ Parabenes

Desde el año 2004 se han convertido en protagonistas de las campañas a favor de cosméticos más sanos. Antes de aquel año aparecían en la formulación de marcas con cierto compromiso con el sector natural porque se consideraban preferibles a otros conservantes. Actualmente son rechazados incluso por los fabricantes convencionales.

El cambio comenzó cuando una investigación realizada en la Universidad de Reading (Inglaterra) encontró parabenes en muestras de tumores de mama. Muchos expertos —entre ellos los de la Sociedad Alemana contra el Cáncer— aconsejaron que se evitaran los productos que los contuvieran. Es una medida de precaución que sigue vigente porque, si bien aún no se ha demostrado que provoquen o favorezcan el cáncer, tampoco se puede asegurar que su presencia en los tejidos afectados sea casual o inocua. Lo cierto es que los parabenes —especialmente el butylparaben— tienen una acción similar a las hormonas femeninas, cuya actividad está relacionadas con varios tipos de cáncer. Por otra parte, se conoce su efecto alergénico en personas con la piel sensible o dañada.

✗ Derivados del formaldehído

El 2004 también deparó novedades para el formaldehído: uno de los primeros productos en ser utilizados como conservante por la industria cosmética cayó dentro de la lista de las sustancias cancerígenas por decisión del Instituto Internacional de Investigación del Cáncer de la OMS. Antes se le consideraba «posible cancerígeno» en base a investigaciones con animales. La OMS estima actualmente que aumenta el riesgo de cáncer de nasofaringe y probablemente de leucemia. Además el formaldehído, que penetra fácilmente a través de la piel, es un alergeno muy potente e irritante incluso en dosis muy pequeñas.

Como sustancia libre, el formaldehído ya no se utiliza. La industria recurre a los derivados, donde se encuentra unido a otros agentes que limitan su liberación. Aún así, estos compuestos pueden producir erupciones y eccemas.

Las concentraciones más altas se encuentran en las lacas de uñas. Muchos autobronceadores contienen dihydroxyacetone (DHA) en concentraciones del 2 al 6%. Después de tostar la piel, el (DHA) se descompone y aparece el formaldehído.

DESCUBRIR EL FORMALDEHÍDO

El formaldehído como tal ya casi no se utiliza en los cosméticos y productos de higiene personal. Sin embargo está presente a través de productos derivados. Los siguientes términos revelan la existencia del formaldehído.

- Tosilamide-Formaldehyderesin
- Benzylhemiformal
- 2-Bromo-2-nitropropane-1,3-diol
- 5-Bromo-5-nitro-1,3-dioxane
- Diazolidinyl urea
- Imidazolidinyl urea
- Quaternium-15
- DMDM Hydantoin
- Sodium-Hydroxymethylglycinate
- Methenamine

✗ Parafinas y siliconas

Se obtienen de los residuos de la destilación del petróleo —o del silicio, en el caso de las siliconas— y resultan más baratas. Para el cuerpo humano, que no las puede transformar ni eliminar, resultan sustancias ajenas.

Cuando las parafinas o las ceras, como las que se encuentran en los pintalabios, se tragan, se almacenan en hígado, riñones y nódulos linfáticos. Incluso se han descrito reacciones inflamatorias en las válvulas cardiacas. Si se tienen en cuenta los límites fijados por la OMS, una persona no debiera absorber más de 0,1 mg diario por kilo de peso corporal, pero quien utilice varias veces un pintalabios o un protector labial puede sobrepasar esta frontera. Si se suman las cantidades que penetran a través de la piel, aumenta el riesgo.

✗ Filtros UVA

Debieran proteger la salud y en realidad representan un riesgo, pues algunos pueden comportarse como hormonas sexuales o tiroideas, según estudios realizados en la Universidad de Gotinga (Alemania) y en la de Zurich (Suiza). Otras investigaciones los relacionan precisamente con aquello que tratan de evitar, el cáncer de piel.

Las hormonas desempeñan funciones muy importante en el cuerpo. Entre otros muchos procesos son las encargadas de guiar la reproducción, regular el latido cardíaco, el apetito, la distribución de la grasa corporal, el sueño o el estado de ánimo. Son importantes para el sistema inmunitario, el metabolismo y el crecimiento muscular. Si los filtros solares son absorbidos por una mujer embarazada o lactante pueden probablemente influir en el desarrollo físico y psíquico del bebé.

El efecto de los filtros no es sólo hormonal. Estudios realizado en Alemania, Francia, Reino Unido, Escandinavia y Estados Unidos indican que son responsables de un buen número de casos de eccema de contacto fotoalérgico (cuando los rayos solares entran en contacto con una piel bañada por determinados productos químicos se produce una reacción con enrojecimiento y vesículas).

Los filtros tampoco son inocuos para el entorno natural: se han encontrado en los órganos de los peces en los mares y lagos europeos.

✗ Nanopartículas

Son la revolución del siglo XXI en cosmética. Y, como no, la gran amenza. Como su nombre índica, son sustancias compuestas por partículas cuyo tamaño va de 1 a 100 nanómetros, lo que les permite potencialmente interactuar con la maquinaria más íntima de la vida: pueden cruzar las membranas de las células y llegar hasta el ADN, el código genético.

✗ Polietilenglicoles (PEG)

Los PEG y sus derivados, presentes en muchos champús, cremas, maquillajes, dentífricos e incluso en sprays para el cabello, se utilizan como emulgentes, es decir, sustancias que ligan la grasa con el agua. También se pueden utilizar como tensioactivos —detergentes— para la higiene.

Los problemas con los PEG comienzan antes de su uso: su fabricación requiere la participación de gases extremadamente tóxicos como el óxido de etileno. Su utilización en cosmética es controvertido porque puede contener residuos de sustancias tóxicas como el 1-4-dioxane, probable causante de cáncer o defectos congénitos.

Además, los PEG se caracterizan por aumentar la permeabilidad de la piel y facilitar así que la traspasen otras sustancias nocivas presentes en el propio cosmético o en el entorno.

En su lugar la cosmética natural recurre a ácidos grasos, alcoholes y azúcares que ofrecen una alternativa ecológica y tolerable para la salud y el entorno.

INGREDIENTES A EVITAR

En el caso de consumir productos sin certificación natural o ecológica no queda otro remedio que fijarse en la lista de ingredientes para descubrir la presencia de los que se consideran indeseables. Conviene disponer de información fiable sobre los ingredientes más cuestionados y después cargar-se de paciencia para leer las etiquetas. Aparte de esta supervisión, en todos los casos valen tres reglas generales:

- mejor cuanto menor sea el número de ingredientes,

- son preferibles los productos que contienen componentes vegetales en los primeros puestos de la lista (están en mayor proporción)

- no consumir productos con «perfumes» o «fragancias» cuya naturaleza no esté clara.

En las páginas siguientes destacamos los ingredientes a evitar más caracte-rísticos en cada una de las categorías de productos. No obstante, algunas sustancias pueden encontrarse en dos o más grupos. Por ejemplo, el sodium lauryl sulfate, que se ha desarrollado en el apartado champús, se encuentra también en geles, cremas de afeitar o jabones, siendo su presencia igual de indeseable en todos los casos.

LEER LA ETIQUETA

Los fabricantes están obligados por la ley a mostrar en la etiqueta la lista de ingredientes del producto, ordenados de mayor a menor peso. Pero hace falta una lupa y conocimientos avanzados de química para sacar alguna conclusión.

- Debe ser visible un icono representando un bote sobre el cuál se indica el periodo máximo para el consumo después de que el producto sea abierto. En cambio, no hay en la etiqueta ninguna indicación sobre los posibles efectos secundarios.

- También es obligatorio declarar en la etiqueta la presencia de 26 sus-tancias que a menudo provocan reacciones de hipersensibilidad cuya incidencia está aumentando entre la población.

- Los ingredientes en forma de nanopartículas deben mostrar el sufijo (nano).

Champús

¡Cuidado!

✗ Diethanolamine (DEA)

Es un detergente cuyo efecto cancerígeno está demostrado, así como el de otras sustancias similares como, como cocamide DEA, lauramide DEA o MEA y triethanolamine (TEA). Tras absorberse por la piel se acumula en los órganos, entre ellos el cerebro. Además, como residuo que contamina las aguas, es una amenaza para la vida animal.

✗ Sodium Lauryl Sulfate y Sodium Laureth Sulfate

Son los ingredientes que provocan la tan deseada espuma. Aunque existan rumores de que se trata de sustancias cancerígenas, no son del todo ciertos. Sí es verdad que al mezclarse con aminas también presentes en el champú pueden formarse nitrosaminas, y éstas sí resultan cancerígenas. Además pueden resecar el pelo, provocar irritación en los ojos y reacciones alérgicas, así como pérdida de cabello.

Consejos

- Que haga mucha espuma no significa que limpien mejor. Los champús que utilizan detergentes tensioactivos vegetales suaves son igualmente eficaces.
- Los buenos geles de ducha naturales se pueden utilizar también como champús.
- No tiene sentido elegir productos con vitaminas añadidas, pues éstas no pueden nutrir el cabello desde fuera. Algunos fabricantes las utilizan para prevenir la oxidación de las aminas.
- Ingredientes naturales recomendados son aceite de jojoba, oliva y romero.
- No es necesario lavarse el pelo todos los días, a no ser que se esté en un entorno muy sucio. Basta lavarse en días alternos.

Jabones y productos para el afeitado

¡Cuidado!

✗ «Bromo», «iodo», «chloro»

Los ingredientes que incluyan estos términos son sospechosos de contener compuestos orgánicos halogenados. Muchos se consideran productores de alergias, algunos favorecen la aparición de cáncer y casi todos se acumulan en el entorno.

✗ Tetrasodium EDTA

Es un agente quelante, es decir, se utiliza para eliminar metales pesados durante el proceso de producción de los jabones. Su problema es ambiental: favorece que los metales, muy tóxicos, vayan a parar a las aguas y se depositen en el fondo de los cursos. Desde allí se convierten en una amenaza permanente.

✗ Perfume, fragance

A pesar de la apariencia inocente de los términos, tras ellos se esconden compuestos policíclicos de origen petroquímico. Son reproducciones sintéticas de los olores naturales que se han demostrado altamente alergizantes, cuando no cancerígenas. Se acumulan en los tejidos adiposos y en la leche materna. En algunos casos los fabricantes incluso añaden el adjetivo «natural» por ser copias molecularmente exactas.

Consejos

- Los jabones con mucho color y olor, que no aclaran la procedencia ecológica de los ingredientes, son sospechosos de contener anilinas (colorantes) y compuestos policíclicos (aromas). Si el ingrediente oloroso es natural aparecerá bajo el nombre «aceite esencial».
- El grado de acidez debe estar situado entre 5 y 6 pH (en el caso de productos para la higiene íntima, entre 4,5 y 6.3.).

- Son ingredientes recomendables los extractos de manzanilla, melisa, lavanda, caléndula o avena.
- Conviene elegir los productos que especifiquen el origen vegetal de las sustancias detergentes.

Dentífricos y enjuagues

¡Cuidado!

✗ Chlorhexidine y triclosan

Son sustancias antisépticas que supuestamente frenan el desarrollo de las bacterias que causan las enfermedades dentales y bucales. El problema es que también afectan la flora positiva y favorecen la aparición de bacterias resistentes. Además el triclosán puede alterar la función hepática y suele estar contaminado con las cancerígenas dioxinas.

Consejos

- Contra la caries, mal que sufren el 75% de las personas mayores de 35 años, el único remedio es cepillarse los dientes, aunque sea sin pasta, después de la comida y de la cena. La putrefacción de la piezas dentales se produce por la acción de bacterias y hongos que transforman los azúcares en ácidos que deterioran el esmalte. Un remedio natural contra las bacterias, barato y agradable, es la infusión de salvia.
- El uso de flúor en las pastas divide la opinión de los expertos, sin embargo parece que el pulso lo van ganando sus defensores, que alegan su capacidad para fortalecer el esmalte. No obstante, muchos odontólogos bioenergéticos recomiendan que el dentífrico no contenga flúor.
- Algunos ingredientes naturales que demuestran la calidad de la pasta son arcilla blanca, glicerina, mirra, própolis y aceites esenciales (árbol de té, limón o equinácea, por ejemplo).

Geles de baño

¡Cuidado!

✗ Polyethylene glycol (PEG) y derivados

Son emulgentes, es decir, productos que mezclan los ingredientes grasos y el agua. Pueden estar contaminados y hacen la piel más permeable, permitiendo la entrada en el cuerpo de otras sustancias perjudiciales. El prefijo PEG- y los sufijos -eth y -oxynol en combinación con un número señalan las sustancias derivadas. También pueden aparecer en la etiqueta bajo el nombre Polyglykol, Polyethylene, Polysorbate o Copolyol.

Consejos

- Conviene elegir los productos que concreten la procedencia vegetal de los detergentes tensioactivos.
- El gel debe contener extractos vegetales (de, por ejemplo, manzanilla, melisa, lavanda, caléndula o avena) y estar situados en los primeros puestos de la lista de ingredientes.

Leches y aceites corporales

¡Cuidado!

✗ Mineral oil, paraffin, petrolatum, dimethicone, cera microcristallina, silicone

Son derivados del petróleo que cubren la piel con una especie de película plástica que tapa los poros, impidiendo su respiración. Por tanto interfieren el proceso de eliminación de toxinas y promueven el acné y las reacciones alérgicas. De algunas parafinas se sabe que se pueden almacenar en el hígado, los riñones y los ganglios linfáticos. Además pueden estar contaminados con cancerígenos hidrocarburos aromáticos policíclicos.

Aunque no existe una evidencia científica, investigadores del Instituto Karolinska de Estocolmo (Suecia), el centro de investigación y docencia que concede el Premio Nobel de Medicina, sugieren que estos ingredientes pueden contribuir al desarrollo de artritis, la enfermedad autoinmune crónica que afecta a las articulaciones.

Consejos

- Los aceites vegetales protegen y cuidan la piel eficazmente, evitando que se reseque. Los de oliva, de girasol, de almendras o de aguacate son alternativas suaves que no obstruyen los poros ni entorpecen las funciones respiratoria y eliminatoria de residuos.
- Es cierto que algunos aceites vegetales son menos estables que sus opositores minerales y que por ello se enrancian fácilmente. Pero este inconveniente se compensa con la presencia de antioxidantes como la vitamina E.
- Otro problema de los aceites vegetales es que pueden contener residuos de plaguicidas utilizados en los cultivos. En algunos se han encontrado restos de DDT, lindano o heptacloro. Por eso, si es posible hay que elegir productos que informen sobre la procedencia ecológica de los ingredientes.

DESODORANTES

¡Cuidado!

✗ Methylparaben, ethylparaben, buthylparaben, propylparaben

Son xenoestrógenos y disruptores endocrinos, es decir, una vez han penetrado en el cuerpo humano imitan la acción de las hormonas femeninas e interfieren con el sistema endocrino. Se sospecha que puedan estar implicadas en el desarrollo del cáncer de mama. Como los desodorantes se aplican muy cerca de las glándulas mamarias, conviene evitarlos por precaución.

✗ Aluminium chlorohydrate, sulfate y otras sales de aluminio

Estas sustancias taponan las glándulas sudoríporas y pueden provocar eccemas y otros trastornos cutáneos. Además sobrecargan el cuerpo con aluminio, metal que puede favorecer enfermedades degenerativas del sistema nervioso, como el Alzheimer.

✗ Butane, propane

Son gases propelentes que se utilizan en los pulverizadores. Están relacionados con la aparición de dermatitis de contacto. También pueden provocar accidentalmente irritaciones en los ojos y el sistema respiratorio, y agravan los síntomas de asma.

Consejos

- Mucha gente cree que los antitranspirantes y los desodorantes son la misma cosa, pero no es así. Los primeros funcionan taponando los poros mediante astringentes como las sales de aluminio. Esto no es necesario si lo que se quiere es evitar el olor. Los desodorantes impiden la proliferación de las bacterias que causan la fermentación. Los productos recomendables utilizan ingredientes antisépticos suaves, como algunas aceites esenciales, el farnesol o el triethyl-citrate.
- Son preferibles las presentaciones en barra o rolón frente a los pulverizadores que utilizan gases propelentes.

CREMAS SOLARES

¡Cuidado!

✗ Nanopartículas

El Reglamento europeo que regula los productos cosméticos obliga a que los ingredientes que estén presentes en forma de nanopartículas estén señalados en la lista de ingredientes con el sufijo (nano). Su tamaño diminuto les permite traspasar la piel, las paredes de los vasos sanguíneos e incluso las membranas celulares y llegar hasta el entorno del material genético.

Los mismos ingredientes naturales que están autorizados en los protectores solares naturales, como el dióxido de zinc, se convierten en un problema cuando se utilizan en forma de nanopartículas. La diferencia para el consumidor es que el protector natural deja una pátina blanca sobre la piel, mientras que el convencional no lo hace. Esta pequeña ventaja estética es un riesgo para la salud.

✗ Benzophenone, butyl methoxydibenzoylmethane, oxibenzone

Sobre estos tres filtros solares químicos, junto otros como 4-Methyl-Benzylidencamphor (4-MBC o MBC), Octyl o Ethyl-Hexyl-Methoxycinnamate (OMC), Octyl-Dimethyl-Para-Aminobenzoic-Acid (OD-PABA) y 3-Benzylidencamphor, pueden provocar desde irritaciones en la piel hasta alteraciones hormonales.

Consejos

- Ante el sol, la mejor protección es la moderación en la exposición. En verano, entre las diez de la mañana y las cuatro de la tarde no se debería tomar baños de sol. Si se deciden utilizar cremas, es imprescindible que posean una certificación natural. Pero aún así no se puede dejar de prestar atención al tiempo.
- Las mujeres que quieran tener un niño, las embarazadas, las lactantes y los niños no deberían usar productos con filtros UV químicos.

La alternativa natural:
Los 100 ingredientes

Consumir de forma responsable, evitando en lo posible aquellos productos que contengan componentes de los que se tenga constancia que pueden suponer un riesgo para la salud, o que para su extracción se haya cometido una alteración grave del medio natural o que comporte daños a las comunidades locales por destrucción o contaminación de los espacios donde habitan es un compromiso que asumen cada vez más personas en nuestra sociedad.

No es ciertamente una decisión sencilla. Lo más fácil es ignorar todos estos condicionantes, no complicarse la vida y resignarse a adquirir, al mejor precio posible, aquello que tenemos más a mano o que resulta más llamativo en términos publicitarios.

Los productos naturales, de producción ecológica o los que provienen del llamado comercio justo, que cuentan con la mediación de alguna ONG, suelen además resultar más caros que los convencionales. Se fabrican en cantidades menores, su producción es más costosa porque no se pueden utilizar componentes sintéticos baratos y las alternativas encarecen el producto final. También son productos más delicados, a menudo de vida más corta que los sintéticos, pues incluyen ingredientes orgánicos y renuncian a los conservantes artificiales.

El consumo responsable requiere estar al menos mínimamente informados, que no obsesionados, sobre la naturaleza de los productos que vamos a adquirir. A este respecto existen diversas fuentes informativas de las que podemos hacer uso, como las que proporcionan algunas ONG medioambientalistas en sus informes publicados en webs y revistas, o las que facilitan las propias empresas y sus distribuidores. Gracias a estas informaciones podemos analizar las características de un producto determinado que tenemos intención de comprar, el origen de la materia prima que se ha hecho servir en su fabricación y el grado de toxicidad que puedan tener algunos de sus componentes, así como las diferentes opciones con las que contamos para minimizar en lo posible el impacto que su consumo pueda generar en el medio ambiente.

Lo que es válido para el consumo de productos alimentarios, muebles, juguetes, detergentes, ropa o componentes electrónicos, no lo es menos para los artículos de cosmética y aseo personal. En todos los sectores de la economía existen unas opciones más responsables que otras. Jabones, perfumes, desodorantes, champús, aceites o cremas tienen su réplica en la versión natural o ecológica y la oferta no deja de ampliarse.

La cosmética natural o ecológica está ganando adeptos de forma acelerada. Es una tendencia que va pisando fuerte, como lo demuestra un crecimiento cifrado en un 20% anual en Europa. A unas personas les mueven los argumentos ambientales y otras se cuestionan por encima de todo la inseguridad que entraña el uso periódico de productos que contienen componentes químicos potencialmente peligrosos, descritos en los capítulos precedentes. Son personas a las que les preocupa que su piel o la de su familia esté en contacto con multitud de productos químicos presentes en cremas, lociones, jabones, filtros solares o maquillajes y que buscan una alternativa natural mucho menos arriesgada. No pocas se interesan por este tipo de productos debido a que sufren reacciones alérgicas a determinados componentes petroquímicos y necesitan hallar una solución para su aseo y embellecimiento personal. También existe un número creciente de personas que sienten atracción por todo aquello que se presenta como ecológico y cercano a la naturaleza, pues lo identifican con su estilo de vida. Se siente lejos de todo aquello que se basa en la contaminante industria del petróleo o de la publicidad excesiva y sexista.

> *La cosmética natural tiene un argumento de base que la diferencia de la cosmética industrial o convencional: la utilización de sustancias naturales en su composición, en lugar productos químicos o derivados del petróleo.*

Es una decisión justificada desde el punto de vista de la fisiología. Las distintas capas de nuestra piel, que son la epidermis y la dermis, contienen grasas en forma de ácidos grasos y colesterol, ceramidas y colágeno. Las glándulas sebáceas segregan asimismo sebo, compuesto también por ácidos grasos y colesterol, además de triglicéridos, ceras y escualeno. Este conjunto de sustancias constituye el manto lípido que nos protege de las agresiones externas.

No ha de ser extraño, por tanto, que un cosmético que intente en lo posible asemejarse a este manto lípido en su composición sea la solución más adecuada y menos arriesgada para el cuidado de nuestra piel.

> *Y aquí está la virtud esencial de la cosmética natural, que busca integrar componentes que tengan la mayor afinidad posible con la composición bioquímica de nuestra piel.*

Son cosméticos a base de ácidos grasos insaturados, como el ácido oleico, el linoleico o el palmítico, presentes en algunos aceites vegetales, como los de borraja, onagra o lino, y que además de metabolizarse sin mayores problemas, tienen un claro poder antiinflamatorio, refuerzan el efecto barrera y evitan el resecamiento de la piel. Muchos aceites vegetales, como el de almendras, contienen además fitosteroles, que están relacionados estructuralmente con el colesterol de la piel, y pueden sustituirlo si es necesario.

Por otro lado, las grasas vegetales son ricas en nutrientes y agentes antioxidantes que favorecen la regeneración de la piel. Es el caso, por ejemplo, del aceite de germen de trigo, de aguacate o de espino amarillo, cuyo potencial vitamínico puede actuar de freno a la acción dañina de los radicales libres.

También las proteínas de algunas semillas presentan similitudes con el colágeno y se integran mucho mejor en el manto lípido que las siliconas, las
parafinas u otros derivados del petróleo presentes en los cosméticos convencionales.

Aceites como el de jojoba guardan una gran afinidad con nuestra piel al
contener, como ésta, ceramidas, unas moléculas que actúan de enganche
entre las células de la piel y que al ser potenciadas, aumentan también el
efecto barrera, asegurando la hidratación.

Un triterpeno, el escualeno, producido por el hígado y acumulado en el sebo, está presente en aceites vegetales como el de oliva o el de argán, y su
acción antioxidante y antitumoral puede hacerlo útil como defensa contra
el efecto fotocarcinogénico de la luz ultravioleta. Y finalmente, algunos elementos vegetales, como la lecitina de soja, pueden actuar como emulsionantes, sustancias que permiten la mezcla de los ingredientes grasos en
agua, evitando el uso de emulsionantes sintéticos como los polietienglico-
les. El único inconveniente de los aceites vegetales ricos en ácidos insaturados es su gran sensibilidad a la oxidación, lo que obliga a estabilizarlos con
vitaminas antioxidantes y sus derivados.

En términos generales, las ventajas de la cosmética natural sobre la convencional se pueden resumir en estos preceptos:

- No utiliza componentes químicos, derivados del petróleo, ni aditivos
  artificiales.
- No contiene conservantes artificiales ni perfumes y aromas sintéticos.
- Cuida, protege y regenera la piel con eficacia.
- Se adapta mejor a las características de la piel por la mayor afinidad de
  sus componentes con nuestra epidermis. Es el caso de los aceites vegetales, con ácidos grasos similares a los de nuestra piel, y que además son
  metabolizados sin problemas.
- Por ser sustancias naturales, estimulan la capacidad innata de la piel
  para regenerarse.
- Tiene un efecto más suave, menos agresivo, que la cosmética convencional.
- Salvo excepciones, está libre de efectos secundarios y no provoca reacciones alérgicas o infecciones al no contener colorantes y conservantes
  de síntesis, como sí ocurre en la cosmética convencional.

- Es muy adecuada para pieles sensibles o propensas a desarrollar reacciones alérgicas por hipersensibilidad a algún compuesto químico.
- No provoca trastornos hormonales.
- La cosmética ecológica está sometida a unos estrictos controles de calidad y de seguridad. De ello hablaremos más adelante.
- Las plantas que integran estos productos cosméticos se han cultivado sin usar herbicidas ni pesticidas químicos de ninguna clase.
- Al estar basada en sustancias naturales, cuando de manera accidental se ingiere una parte, como suele ocurrir a veces con los lápices de labios, no supone ningún riesgo de intoxicación.
- En muchas ocasiones, los envases o embalajes están fabricados con materiales que no dañan el medio ambiente y que pueden ser reciclados o reutilizados.

100 INGREDIENTES NATURALES
de la A a la Z

La cosmética natural y la orgánica o ecológica —más tarde aclararemos estos conceptos— utiliza de manera prioritaria materias primas obtenidas de la agricultura. De la naturaleza proceden la casi totalidad de sus ingredientes, que luego son procesados, evitando la incorporación de elementos químicos para su presentación y conservación. La mayoría de estas sustancias son de origen vegetal y sus posibilidades terapéuticas y cosméticas han sido investigadas en ensayos clínicos.

Muchas plantas han sido utilizadas de forma tradicional desde generaciones a través de remedios caseros y comunitarios, y la práctica moderna de la medicina natural se ha esmerado en refrendar y actualizar esta experiencia. De la amplia gama de sustancias naturales empleadas por la cosmética natural y orgánica, hemos seleccionado un centenar, entre las que se encuentran plantas que forman parte de la fitoterapia europea, como la caléndula, el germen de trigo o los aceites de oliva o de almendras dulces, y otras procedentes de lugares lejanos que se han empezado a incorporar a las formulaciones cosméticas desde hace unos pocos años, como el bambú, el monoï de Tahití o los aceites de neem o de argán.

1 - ABEDUL (Betula pendula)

Es un árbol de la familia de las betuláceas, de hasta 20 metros de alto, con la corteza de color blanco plateada y las hojas pequeñas y triangulares. Crece en toda Europa, en áreas de montaña entre los 200 y los 2.000 metros de altitud, formando bosques mixtos u ocupando espacios degradados por efecto de aludes o desmontes.

Se utilizan las hojas y en menor medida también la corteza y las yemas.

En cosmética se usa como analgésico, antiséptico, desinfectante, antiinflamatorio, cicatrizante y anticelulítico.

Se aplica en forma de aceite corporal, cremas exfoliantes, pomadas y en champú.

2 - AGUACATE (Persea americana)

Árbol de hasta 20 metros de alto, de la familia de las lauráceas, con las hojas oval-lanceoladas, agudas, de consistencia dura y de aspecto lustroso, y con las flores pequeñas y verdosas. Es originario de la América Central (Guatemala, México), pero hoy día se cultiva en muchos otros países, incluido España. En Chile se conoce como palta y constituye un elemento fundamental de su gastronomía.

En cosmética se utiliza principalmente el aceite que se obtiene de la semilla. Tiene un olor similar a la nuez. También se usa la pulpa fresca como mascarilla facial en remedios caseros.

Tiene propiedades vitamínicas, emolientes, dermo-protectoras, hidratantes y regeneradoras, pero es además astringente, antiséptico y cicatrizante.

Se aplica en aceite corporal, cremas regeneradoras, cremas de manos, bálsamos faciales, protectores labiales, mascarillas, etc.

3 - ALBAHACA (Ocimum basilicum)

Planta aromática, de la familia de las labiadas, de apenas 50 cm de alto, con las hojas ovaladas, opuestas, de color verde brillante por el haz, y flores blanco rosado, reunidas en verticilos. Es originaria de la India, pero se cultiva en muchos países de clima templado como España. Se utiliza como especia y condimento, siendo un ingrediente básico de salsas como el pesto italiano.

En cosmética y aromaterapia se utiliza el aceite esencial.

Tiene propiedades antisépticas, analgésicas y cicatrizantes. Se usa también contra las picaduras de insectos y como repelente.

Se aplica el aceite esencial puro en masaje o en baño, o bien integrado en lociones para el cabello, champús y jabones.

4 - ALBARICOQUE (Prunus armeniaca)

El albaricoquero es un conocido árbol frutal, de hasta 8 metros de alto, con las hojas oval-lanceoladas, dentadas y agudas, flores blancas o rosadas y frutos ovoides, carnosos, los albaricoques. Es originario de China y se cultiva en toda Europa, siendo España uno de los principales productores.

En cosmética se utiliza principalmente el aceite obtenido por presión en frío de las semillas.

Tiene propiedades emolientes, regeneradoras e hidratantes.

Se aplica en forma de gel, pomada, aceite corporal, cremas de cuerpo y manos, jabones y perfumes.

5 - ALMENDRAS DULCES (Prunus dulcis)

El almendro, asociado al típico paisaje mediterráneo, procede en realidad de Oriente Medio, pero se cultiva a gran escala en toda la cuenca mediterránea. Es un arbolito discreto, de hasta 8 metros de alto, con las hojas lanceoladas, estrechas y algo vellosas y bellas flores blancas o rosadas. El fruto es ovoide y contiene una semilla comestible en su interior, la almendra. Existen diversas variedades, como la amara o amarga y la dulcis o dulce.

En cosmética se emplea el aceite de almendras dulces, obtenido por presión en frío.

Tiene propiedades emolientes, antiinflamatorias, hidratantes y suavizantes.

Se aplica en forma de aceite corporal, cremas faciales y corporales, pomadas, loción para el cabello, bálsamos, mascarillas faciales, etc.

6 - ALOE ALOE VERA (Aloe barbadensis)

Es una conocida planta ornamental, de medidas muy variables, desde 30 cm a 3 m. de alto, con las hojas largas y carnosas, a veces espinosas en sus márgenes, y flores vistosas de color amarillo o naranja. El aloe procede del África meridional, pero se ha plantado de forma abundante en parques y jardines, y mucha gente lo cultiva en tiestos en sus terrazas o balcones.

En cosmética se usa el jugo amarillo —acíbar— que segregan las hojas por incisión, y la capa mucilaginosa de la pulpa o parénquima.

Tiene propiedades demulcentes, emolientes, hidratantes, antiinflamatorias, antialérgicas y cicatrizantes.

Se aplica el gel puro, o bien integrado en cremas de manos y corporales, pomadas, champús, jabones, geles de baño, leches hidratantes, filtros y cremas solares, etc.

7 - ÁRBOL DE TÉ (Melaleuca alternifolia)

Arbolito de hoja perenne, originario de Australia y perteneciente a la misma familia que los eucaliptos, las mirtáceas. Mide apenas 7-8 metros de alto, tiene las hojas estrechas y alargadas, con glándulas translúcidas cargadas de esencia. Las flores, de color blanco, se agrupan en espigas densas. Sus propiedades medicinales son bien conocidas por los pueblos aborígenes.

En cosmética se aprovechan las hojas y sobre todo el aceite esencial que de ellas se obtiene por destilación.

Tiene propiedades antisépticas, antibacterianas, antivirales, cicatrizantes, antiinflamatorias, desodorantes y dermo-protectoras.

Se aplica el aceite esencial puro en gotas para masaje, baño o en inhalaciones. O bien incorporado en dentríficos, cremas faciales, pomadas, desodorantes, champús y geles de baño.

8 - ARCILLA BLANCA

La arcilla blanca, arcilla china o caolín se ha utilizado como elemento curativo desde la antigüedad. Es originaria de la colina de Kaolin, en la provincia china de Kiang-si. Es rica en silicatos de aluminio y presenta proporciones apreciables de otros minerales como calcio, magnesio, cobre, cinc, hierro y selenio.

Tiene propiedades exfoliantes, depurativas, desintoxicantes, astringentes, antiinflamatorias y regeneradoras de la piel.

En cosmética se aplica la pasta en compresas, cataplasmas, baños de barro y mascarillas faciales y para el cabello, y forma parte de jabones, exfoliantes y dentríficos.

9 – ARGÁN (Argania spinosa)

El argán es un árbol espinoso, de la familia de las sapotáceas, de hasta 10 metros de alto, con la copa ancha y abierta y las ramas tortuosas. Las hojas son ovaladas y el fruto es una cápsula ovoide dura, de piel tersa, que oculta 3 o 4 semillas en su interior. Este arbolito es endémico de una área desértica al oeste de Marruecos, un espacio protegido, pero se ha plantado en otros puntos para frenar la desertificación.

Se emplean estas semillas, de las que se obtiene un aceite tras ser sometidas a un proceso artesanal.

Tiene propiedades antioxidantes, emolientes, hidratantes, refrescantes, cicatrizantes, regeneradoras de la piel y estimulantes del cuero cabelludo.

En cosmética se usa el aceite de argán virgen o bien incorporado en champús, cremas faciales, leches desmaquilladoras, jabones hidratantes y exfoliantes y lociones para el cabello, y está especialmente destinado a las pieles sensibles.

10 – ÁRNICA (Arnica montana)

Esta bellísima planta de la familia de las compuestas es propia de prados frescos de montaña y la encontramos en los Pirineos y las montañas cantábricas, pero debido a la extracción abusiva de que ha sido objeto, ha enrarecido de forma sustancial en las últimas décadas. Por ello, deberíamos limitarnos a adquirirla en herbolarios y no arrancarla en el campo. Es una planta pilosa, de hojas sésiles, lanosas y un único capítulo floral, de color amarillo.

Se cosechan los capítulos florales y también la raíz.

Tiene propiedades antiinfamatorias, analgésicas, antisépticas, antibacterianas, antimicóticas y cicatrizantes. Se destina a aliviar los dolores articulares, musculares y neurálgicos, y como resolutivo sobre picaduras de insectos, hongos, quemaduras, eccemas y urticarias.

Forma parte de lociones, aceites corporales, cremas, geles y jabones y se usa en remedios cosméticos caseros.

11 - AVENA (Avena sativa)

La avena es probablemente originaria del llamado Creciente Fértil, la zona entre Egipto e Irán, de donde proceden una buena parte de nuestros alimentos más genuinos. Pero en Europa prosperan otras especies de avenas silvestres que no se han cultivado. Es una gramínea esbelta de hasta 1 m de alto, con las hojas planas y espigas poco densas, formadas por espiguillas que se agrupan de dos en dos. Se cultiva extensamente en campos cerealísticos, pero la mayor parte de la producción se destina al ganado.

Se usa el extracto obtenido de sus espigas fructificadas, la decocción de los granos —agua de avena— y la harina de avena en polvos para remedios cosméticos caseros.

Tiene propiedades emolientes, dermo-protectoras, hidratantes, cicatrizantes, antiinflamatorias y regeneradoras.

En cosmética se presenta en cremas para el cuerpo y las manos, geles para el baño, jabones, cremas limpiadoras, mascarillas exfoliantes y champús.

12 - BAMBÚ (Bambusa arundinaceae)

Es una gramínea robusta, arborescente, de tallos numerosos y apretados entre ellos, que crecen de una misma base. Las hojas son estrechas, acintadas y planas, y las flores son menudas, de color amarillo pálido. Es originario de las montañas de la China, pero ya nos hemos acostumbrado a verlo plantado en parques y jardines.

Se utilizan las hojas, la raíz y las yemas.

Tiene propiedades astringentes, antiinflamatorias, analgésicas, hidratantes y refrescantes.

En cosmética se presenta en forma de cremas hidratantes y exfoliantes, leches limpiadoras, lociones post-afeitado, jabones, champús, sprays, esencias e integrado en pañales para el bebé.

13 - BARDANA (Arctium minus, A. lappa)

La bardana o lampazo es una planta ruderal, de la familia de las compuestas, común en márgenes de caminos y lindes de rieras y barrancos. Es robusta, de hasta 150 cm de alto, con unas hojas basales enormes, de forma oval, y unos capítulos florales esféricos, recubiertos de brácteas espinosas, con pequeñas flores tubulares de color púrpura.

Se emplean las raíces en extracto o tintura.

Tiene propiedades astringentes, antibacterianas, cicatrizantes y depurativas.

En cosmética se usa el extracto glicólico en geles de baño, champús, cremas y peelings faciales, mascarillas y jabones o bien el oleato de bardana.

14 - BERGAMOTA (Citrus auratium var. bergamia)

Es una variedad de naranjo, que se cultiva en todo el Mediterráneo, especialmente en Italia. Los naranjos son árboles modestos, de hasta 6 metros de alto, con los frutos pequeños y esféricos.

Se emplea el aceite esencial que se obtiene de la piel del fruto, y en menor medida también de las hojas y las flores.

Tiene propiedades antiespasmódicas, analgésicas, antisépticas, estimulantes e insecticidas.

En cosmética y aromaterapia se utiliza este aceite esencial puro en gotas para aplicarlo en baños, masajes o como repelente de insectos. Tiene un aroma fresco, cítrico y penetrante.

15 - BóRAX

El tetraborato de sodio es un producto natural que se encuentra en las riberas de lagos de América del Norte y que aparece en forma de cristales alcalinos.

Tiene grandes virtudes como suavizante y conservante de la piel, y es además astringente y antiséptico.

Se encuentra en forma de polvos, gránulos o pequeños cristales, y se hace servir para la elaboración de jabones sólidos y líquidos, polvos de talco, pomadas hidratantes, geles de baño, mascarillas faciales, elixires bucales, aguas oculares y champús.

16 - BORRAJA (Borago officinalis)

Frecuente en márgenes de caminos y sembrados, esta planta tan familiar destaca por sus hojas gruesas y pilosas, de forma oval, y sus bellas flores azules acampanadas. Es propia del litoral mediterráneo, pero se cultiva en toda Europa.

Se emplea en cosmética el aceite que se obtiene, por presión en frío, de sus semillas, que son muy ricas en ácidos grasos poliinsaturados del tipo omega 6.

Tiene propiedades antiinflamatorias, emolientes, demulcentes, hidratantes, cicatrizantes, depurativas, regeneradoras o reepitelizantes.

En cosmética se presenta el aceite virgen, o bien integrado en lociones, cremas hidratantes y pomadas.

17 - CACAO (Theobroma cacao)

El cacaotero es un árbol siempre verde de unos 8 metros de alto, con las hojas ovales, flores amarillas en racimos y grandes semillas de color pardo oscuro, que es el cacao. Convertido en un alimento sagrado en las culturas azteca y maya de Centroamérica, de donde es originario, se tomaba en ceremonias solemnes. Hoy día el cacao se cultiva de forma extensiva sobre todo en el África occidental (Costa de Marfil, Ghana, Nigeria), pero también en Indonesia, Brasil, Colombia y México.

Tiene propiedades estimulantes y antioxidantes. En cosmética se utiliza la manteca de cacao, un aceite vegetal, con virtudes hidratantes, suavizantes, emolientes y depurativas. Una de sus particularidades es que se funde a la temperatura corporal, y por tanto se puede aplicar directamente.

Se presenta en forma de crema corporal y facial, leches limpiadoras, lápiz de labios, etc. Resulta muy válido para combatir arrugas y estrías, y como es bien sabido, para evitar que se corten o resequen los labios.

18 - CALÉNDULA (Calendula officinalis)

Bella planta de jardín, de hasta 50 cm de alto, con las hojas lanceoladas, sésiles y pilosas y llamativos capítulos florales de color amarillo naranja. En jardinería se crean numerosas variedades de esta planta, que es además uno de los principales recursos herbarios para el cuidado de la piel.

Tiene propiedades emolientes, antiinflamatorias, astringentes, antisépticas y cicatrizantes, y está especialmente indicado para tratar las impurezas de la piel como granos, eccemas, picaduras y quemaduras.

Se emplean los botones florales y el aceite que se obtiene de ellos por maceración en aceite vegetal puro, como el aceite de almendras, pero también el aceite esencial obtenido por destilación al vapor.

Se presenta en forma de crema corporal, facial y para manos, jabones, gel de baño, crema solar, leche limpiadora, repelentes de insectos, etc. Muy recomendado para cuidados infantiles.

19 - CANELA (Cinnamomum verum)

El canelo es un árbol de la familia de las lauráceas, que alcanza unos 15 metros de alto, tiene la corteza pardo-grisácea, las hojas ovales y puntiagudas, flores amarillo-verdosas en panículas laxas y el fruto es una baya alargada, de forma elipsoidal. Es originario de la India y Sri Lanka, pero se cultiva en otras regiones tropicales como Brasil o Madagascar.

Se emplea en cosmética el aceite esencial que se obtiene por destilación de la corteza interior y la canela en polvo para curas caseras.

Tiene propiedades regeneradoras, hidratantes, emolientes, suavizantes y tónicas.

Se presenta en aceite esencial puro para baño o masaje en aromaterapia, o bien el extracto o la esencia como ingrediente de aceites corporales para masaje, lociones, perfumes, cremas corporales y geles de baño en cosmética.

20 - CÁÑAMO (CANNABIS SATIVA)

Es una planta anual, que puede elevarse hasta los 3 o 4 metros de alto, con las hojas divididas en segmentos lanceolados y aserrados, como dedos extendidos, y con las flores masculinas y femeninas en plantas distintas (dioicas). Es originaria de China, la India y el Cáucaso, y se ha cultivado por la fibra y las semillas.

En cosmética se utiliza el aceite, obtenido por presión en frío de los cogollos y de las semillas.

Tiene propiedades antioxidantes, analgésicas, vitamínicas, hidratantes y suavizantes. Es ideal para las partes más resecas del cuerpo, como codos y rodillas.

Se presenta en forma de aceite puro, o bien en loción, crema corporal, pomadas, crema y bálsamos para los labios, jabón de manos, gel de baño, champús y mascarillas faciales y para el cabello.

21 - CAPUCHINA (TROPAEOLUM MAJUS)

Esta conocida planta de jardinería se distingue por sus características hojas orbiculares y sus bellísimas flores de color amarillo naranja, rematadas por un largo apéndice cilíndrico. Es originaria de América del Sur, pero se planta con mucha frecuencia en parques, jardines y terrazas.

Flores y hojas, y en menor medida también las semillas, se cosechan con fines medicinales y cosméticos.

Por vía tópica se le atribuyen virtudes estimulantes sobre el cuero cabelludo, como un remedio natural para evitar la caída del cabello.

Se presenta integrada en champús, lociones para el cabello, tintes, etc.

22 – CENTELLA ASIÁTICA (Centella asiatica)

Planta muy estimada en la práctica médica tradicional de la India o ayurveda, donde se conoce como Gotu Kola. Es una planta trepadora, de la familia de las umbelíferas, de hojas redondas, con dientes anchos en su margen, muy escotadas en su base. Se encuentra por toda la India y países limítrofes, donde se consume como verdura y en ensalada.

Con fines medicinales y cosméticos se usan las sumidades floridas y las hojas.

Tiene propiedades antisépticas, vulnerarias, cicatrizantes, astringentes, hidratantes, depurativas, anticelulíticas y regeneradoras de la piel. Se destina a pieles dañadas y castigadas, a combatir las arrugas y las estrías y a prevenir la celulitis.

Se presenta en forma de cremas hidratantes y corporales, pomadas, gel de baño, mascarillas faciales y polvos.

23 – CITRONELA (Cymbopogon nardus)

La citronela y la muy parecida hierba limón *C. citratus* son gramíneas de hojas largas en forma de cinta, que destacan por la intensa y penetrante fragancia alimonada que exhalan con sólo restregarlas un poco. Es originaria de la India y de Sri Lanka, pero se planta en otros muchos lugares de clima tropical y subtropical como Centroamérica, Colombia, Indonesia, Vietnam e incluso las islas Canarias.

En cosmética se utiliza sobre todo su rico aceite esencial, muy valorado también en aromaterapia.

Tiene propiedades analgésicas, antiinflamatorias, relajantes, regeneradoras, antisépticas y cicatrizantes, y se indica muy especialmente contra las picaduras de insectos y la migraña.

Se presenta el aceite esencial puro para masaje, baño o en difusor de ambiente, o bien integrado en lociones, repelentes de insectos y perfumes.

24 - CLARA DE HUEVO

La clara de huevo forma parte de numerosas recetas domésticas para el cuidado facial y del cabello, y combina bien con otras sustancias como la miel, el aceite de almendras o el tomillo.

Tiene unas claras virtudes astringentes, suavizantes y regeneradoras.

Se emplea, en efecto, como ingrediente en remedios caseros o bien viene integrado en champús, lociones para el cabello, mascarillas faciales antiarrugas, etc.

25 - CLAVO (Eugenia caryophyllata - Szyngium aromaticum)

Es más conocida como clavo de olor, una especia utilizada como condimento. Se trata del capullo floral del clavero, un árbol siempreverde originario de las islas Molucas y las Filipinas.

Se utilizan estos capullos secos y el aceite esencial que por destilación se obtiene de ellos y se destina principalmente al cuidado de la boca y la dentadura, pero también para combatir el acné y las infecciones por hongos.

Tiene propiedades antisépticas, antibacterianas, antifúngicas y analgésicas.

En cosmética y aromaterapia se presenta el aceite esencial puro para masaje o baño, o bien integrado en dentríficos, elixires bucales, etc.

26 - COCO (Cocos nucifera)

El cocotero o palma del coco es un árbol bien conocido, que para muchos simboliza la imagen de postal de una isla tropical. Se trata de una palmera de hasta 30 metros de alto, con las flores en panícula y los frutos grandes, recubiertos de fibras, con una pulpa blanca en su interior. Se cultiva de forma extensiva en Indonesia, India, Centroamérica y el África occidental.

En cosmética se aprovecha la manteca de coco, un aceite vegetal muy sólido, que se obtiene de la pulpa seca del coco, la cual contiene hasta un 65% de aceite vegetal.

Tiene propiedades dermo-protectoras, vitamínicas, suavizantes, hidratantes, lubricantes y regeneradoras de la piel.

Se presenta en mascarilla capilar, crema corporal y de manos, jabones líquidos, gel corporal, bálsamo labial, champú, etc, generalmente asociado a otros ingredientes.

27 - COLA DE CABALLO (Equisetum arvense)

Las colas de caballo son plantas inferiores, emparentadas lejanamente con los helechos, propias de ambientes húmedos como bosques de ribera, zanjas y márgenes de acequias y torrentes. Presentan dos tipos de vástagos, los fértiles, con un tallo segmentado, sin hojas, de color pardo rojizo, coronados por una cabeza de esporas, y posteriormente los estériles, de tallos delgados, con numerosas ramificaciones y hojas lineares.

Con fines medicinales y cosméticos se aprovechan los tallos estériles.

Tienen propiedades remineralizantes, regeneradoras, depurativas, astringentes y antihemorrágicas.

Se integran en champús, lociones capilares, cremas anticelulíticas, etc.

28 - CONSUELDA (Symphytum officinale)

Pariente de la borraja, la consuelda es una planta robusta, de hojas ovallanceoladas, agudas, muy pilosas y flores colgantes, blancas o rosadas, con la corola en forma de tubo. Aparece en bosques de ribera y márgenes de bosques húmedos.

Con fines medicinales y cosméticos se aprovechan las raíces.

Contiene alantoína, lo que, juntamente con los mucílagos, le confiere virtudes revitalizantes, hidratantes, reepitelizantes o regeneradoras, antiinflamatorias, cicatrizantes, astringentes y hemostáticas.

En cosmética y fitoterapia se encuentra principalmente en pomadas terapéuticas y lociones para aplicar sobre inflamaciones reumáticas, contusiones, quemaduras y hematomas.

29 – COPAIBA (Copaitera officinalis)

Árbol de la familia de las cesalpináceas, de hasta 35 metros de alto, de corteza lisa, de color grisáceo, con las hojas compuestas, de foliolos ovales y
puntiagudos, flores blancas en panículas laxas y frutos en cápsula ovoide,
picuda. Crece en ambientes de selva tropical de Sudamérica, especialmente
en la cuenca del Amazonas y sus tributarios.

Se cosecha la resina que exuda el tronco, una sustancia cuyas posibilidades
terapéuticas son bien conocidas por los pobladores indígenas de la zona,
que la han empleado sobre todo para tratar infecciones y enfermedades
venéreas como la gonorrea, y como cicatrizante sobre heridas y quemaduras. Esta oleorresina se somete a destilación y se obtiene el bálsamo o aceite de copaiba.

Tiene propiedades desinfectantes, antiinflamatorias, antimicrobianas, analgésicas, cicatrizantes y fungicidas.

En cosmética el bálsamo se encuentra puro o combinado con otras plantas
amazónicas como la sangre de drago, o bien como ingrediente de champús,
lociones, pomadas y cremas para después del afeitado.

30 – ENEBRO (Juniperus communis)

Es un arbolito modesto, muchas veces de forma cónica, de hasta 5 metros
de alto o más, pero generalmente en forma de arbusto o incluso de mata
postrada. Tiene las hojas aciculadas, agudas, con una sola línea blanca en su
reverso. Los frutos, esféricos, carnosos y de color azul negruzco, se conocen
como gálbulos.

En medicina natural y en cosmética se emplean estos gálbulos, y sobre todo, el aceite esencial que por destilación se extrae de ellos.

INGREDIENTES NATURALES

Tiene propiedades depurativas, antisépticas, antiinflamatorias, antimicóticas y revitalizantes.

En cosmética y aromaterapia se usa el aceite esencial puro en masaje, baños y en difusor de ambiente, o bien integrado en champús normales y anticaspa, cremas anticelulíticas, aceites corporales, etc.

31 - ESPINO AMARILLO (Hippophae rhamnoides)

Es un arbusto de hasta 3 metros de alto, muy ramificado y espinoso, con las hojas lineares, plateadas por el revés, flores verdosas y frutos carnosos, de color anaranjado, comestibles. Aparece en ramblas secas y bosques de ribera.

Los frutos, muy ricos en vitamina C, se indican como tónico reconstituyente. En cosmética se utiliza el aceite de espino, obtenido por maceración de estos frutos.

Tiene propiedades dermo-protectoras, lubricantes, antiinflamatorias, hidratantes, regeneradoras y cicatrizantes, y se destina al tratamiento de eccemas, pieles irritadas, quemaduras solares y erupciones cutáneas.

En cosmética se presenta el aceite puro, o bien integrado en leches corporales, aceites hidratantes, protectores solares, cremas de manos, jabones, etc.

32 - FLOR DE LOTO (Nelumbo nucifera)

Tapiza los estanques de muchos parques y jardines con sus espectaculares flores rosas o blancas. Son plantas acuáticas, con rizomas muy largos enraizados en el fondo, hojas flotantes, de forma peltada u orbicular y flores grandes, de pétalos cóncavos y superpuestos. La flor de loto o loto sagrado es originaria de Asia, del Cáucaso hasta las Filipinas. Se cultivan diversas variedades en jardinería.

En cosmética se emplean extractos de la flor y las hojas.

Tiene propiedades regeneradoras, limpiadoras, hidratantes y antioxidantes y forma parte de numerosas fórmulas cosméticas orientales.

Forma parte de lociones, leches limpiadoras, mascarillas faciales, etc.

33 – FUCUS (Fucus vesiculosus)

Alga pardo verdosa, de más de 1 metro de largo, con frondas planas y vejigas ovoides, llenas de aire. Es propia de las aguas frías de las costas del Atlántico norte.

El uso de algas en cosmética está muy extendido, y constituye unos de los servicios esenciales de muchos balnearios y centros de belleza.

Tiene propiedades remineralizantes, depurativas, adelgazantes, exfoliantes, diuréticas, etc.

En cosmética se aplica en forma de cataplasmas de algas frescas, en polvos, en alginato cálcico, o bien integrado a pomadas, cremas exfoliantes, geles y cremas anticelulíticos, dentríficos, etc.

34 – GERMEN DE TRIGO (Triticum sativum)

El germen es la parte activa o reproductora del grano de trigo y la que atesora mayor potencial energético. Normalmente se desecha en la elaboración y refinamiento de la harina, ya que se puede oxidar. Es una fuente privilegiada de vitamina E.

Se utiliza el aceite obtenido de este germen por presión en frío. Es muy denso y pegajoso, de aroma fuerte, y no se puede aplicar directamente. Combinado con otras sustancias, actúa como conservante.

Tiene propiedades antioxidantes —frena la acción de los radicales libres sobre la piel—, regeneradoras, exfoliantes, hidratantes y suavizantes.

En cosmética se presenta en forma de aceite puro o bien integrado en aceites y cremas corporales, pomadas antiestrías, champús y lociones para el cabello, etc.

35 - GINKGO (Ginkgo biloba)

Es un árbol caducifolio, de hasta 30 metros de alto, con la copa estrecha y cónica, hojas en forma de abanico y flores masculinas y femeninas en pies diferentes —dioico—. Es el único representante vivo de una familia ya extinguida. Se localiza en estado salvaje en una reducida área montañosa al este de China. Se ha plantado mucho en parques, jardines y calles, a los que embellece con su espectacular coloración otoñal.

Se utiliza el extracto obtenido de las hojas.

Tiene propiedades estimulantes, tónicas, antiinflamatorias, antialérgicas, venotónicas, vasodilatadoras y como protector capilar.

En cosmética aparece en forma de cremas, pomadas, champús y lociones capilares.

36 - GIRASOL (Helianthus annuus)

Planta muy robusta, de hasta 3 metros de alto, con el tallo sin ramificaciones, hojas anchas, ovales y enormes capítulos florales amarillos. Procede de Sudamérica (Perú), pero se cultiva de forma extensiva en Europa como alimento para el ganado, para la elaboración de aceite y últimamente como fuente de combustibles.

Se utiliza el aceite obtenido de las semillas por prensado.

Tiene propiedades regeneradoras, antioxidantes, vitamínicas, hidratantes, exfoliantes y emolientes.

Se presenta en cosmética como aceite puro para masaje, o bien integrado en aceites y leches corporales y faciales, en mascarillas, jabones, geles de baño, protectores solares, etc.

37 - GLICERINA

Aunque la mayor parte de la glicerina que se obtiene y se usa en cosmética es de origen animal, en la cosmética natural debe ser íntegramente de origen vegetal, a base de aceites vegetales. Estos aceites se someten a un proceso de saponificación, del que se extrae glicerina y jabones.

La glicerina se mezcla bien con el agua y el alcohol, y se incorpora en la formulación de muchos cosméticos.

Tiene propiedades emolientes, hidratantes y suavizantes.

38 - GRANADO (Punica granatum)

Arbolito de apenas 4 metros de alto, de copa ancha y enmarañada y ramas espinosas. Las hojas son oval-lanceoladas, de color verde claro brillante, las flores son acampanadas, de color rojo vivo y el fruto es globuloso y duro, con numerosas semillas rojas en su interior, las granadas. Originario de Asia Menor, se ha plantado en la cuenca mediterránea, donde se encuentra subespontáneo.

En fitoterapia y cosmética se emplea la corteza dura del fruto.

Tiene propiedades astringentes, hemostáticas, antiinflamatorias, cicatrizantes, regeneradoras.

Se presenta en cremas corporales, cremas exfoliantes, *serums* reafirmantes, contornos de ojos, etc.

39 - HAMAMELIS (Hamamelis virginiana)

También llamado avellano de bruja, es un árbol caducifolio modesto, de apenas 6 metros de alto, con la corteza gris, las hojas alternas, de forma ovalada, con los márgenes ondulados, y flores amarillas compuestas de 4 pétalos finos y alargados. Se encuentra en el este de América del Norte, en ambientes húmedos, próximos a cursos de agua.

Se utilizan las hojas y las ramitas jóvenes, de las que se elaboran decocciones para lavados, tinturas y agua de hamamelis.

Tiene propiedades astringentes, hemostáticas, antihemorrágicas, antisépticas, antiinflamatorias, venotónicas y regeneradoras. Se aplica en casos de mala circulación sanguínea, flebitis, várices, hematomas, contusiones, quemaduras, heridas y urticarias.

En cosmética aparece en aguas limpiadoras, cremas hidratantes y reparadoras, champús, lociones postdepilación y desodorantes.

40 - HENNA (Lawsonia inermis)

Es un arbusto espinoso de la familia de las litráceas, de unos 5-6 metros de altura máxima, con las hojas oval-lanceoladas, puntiagudas y lustrosas, y flores blancas o amarillas, muy aromáticas, formando inflorescencias cónicas. Las semillas son unas cápsulas cónicas, duras. Es originario del norte de África, Oriente Medio y el subcontinente indio. Se cultiva en otras áreas del mundo como Madagascar, Brasil o Indonesia.

En cosmética y fitoterapia se usan las hojas, las flores y la corteza de las ramas jóvenes. Se utiliza la decocción y el aceite que por maceración se elabora con las flores.

Tiene propiedades astringentes, antihemorrágicas, antiinflamatorias e insecticidas.

En cosmética se destina principalmente al cuidado de cabellos grasos y como un colorante vegetal para pelos cobrizos, y se incorpora a tintes naturales, fijadores de pelo, champús, mascarillas para el cabello, etc.

41 - HIEDRA (Hedera helix)

Es una liana que se fija al tronco de los árboles o se extiende por el suelo del bosque. Tiene las hojas alternas, duras y lustrosas, flores amarillas en umbelas densas y frutos esféricos, carnosos, de color negro. Es una planta bien conocida, que vemos tapizando muros, en barrancos y bosques algo húmedos.

Se aprovechan las hojas y los tallos, sólo para usos tópicos. Las bayas son muy tóxicas y no deben recolectarse.

Tiene propiedades analgésicas, revitalizantes, lipolíticas y antibacterianas. Se considera un eficaz reductor de los cúmulos de grasa corporal.

En cosmética se integra en cremas anticelulíticas, cremas corporales antiestrías, pomadas, geles de baño y jabones.

42 - HIPÉRICO (Hypericum perforatum)

Es una planta herbácea, muy ramificada, de hojas elípticas, con muchas glándulas translúcidas, y flores amarillas agrupadas en panículas abiertas. Es muy común en prados y márgenes de caminos y está presente en toda Europa.

En uso externo se emplea el aceite de hipérico, que se prepara con las flores recién abiertas de esta planta, sometidas a maceración en aceite de oliva durante unos 10 días.

Tiene propiedades astringentes, antisépticas, antibacterianas, antivirales, cicatrizantes, vulnerarias, dermo-protectoras, regeneradoras e hidratantes. Está muy indicado sobre quemaduras, escaldaduras, heridas, llagas, acné, dermatitis, urticarias y pieles irritadas.

En cosmética se usa el aceite de hipérico puro o como ingrediente de aceites corporales y faciales, jabones, champús, bálsamos reparadores, etc.

j

43 - JALEA REAL

Es la sustancia grasa que las abejas obreras usan para alimentar a la reina de la colmena y a las larvas. Es rica en vitaminas B y C, minerales y aminoácidos.

Tiene propiedades vigorizantes, revitalizantes, antiinflamatorias, antisépticas, suavizantes y regeneradoras de la piel.

En cosmética se incorpora a cremas faciales y corporales, leches hidratantes, champús y mascarillas.

44 - JAZMÍN (Jasminum officinale)

Es un arbusto de jardín, lianoso, de hasta 10 metros de alto, con las hojas compuestas, de foliolos oval-lanceolados, agudos y flores blanco rosadas, que exhalan una intensa fragancia. Se planta en jardines y terrazas por su aroma, y en lugares como Grasse, en la Provenza, se cultiva a gran escala para su aprovechamiento en cosmética. Es un producto caro pues su recolección debe hacerse manualmente.

En cosmética y aromaterapia se emplea el aceite esencial obtenido por destilación.

Tiene propiedades analgésicas, antiespasmódicas, revitalizantes, cicatrizantes y vulnerarias. Se destina a pieles delicadas y sensibles.

Se usa el aceite esencial puro o combinado con otros aceites, para aplicarlo en masaje o baño. Y se incorpora a geles de baño, jabones, cremas de mano y corporales y perfumes.

45 - JENGIBRE (Zingiber officinalis)

El Sheng Jian chino es bien conocido como especia y aromatizante. Se obtiene de un arbusto perenne, de la familia de las cingiberáceas, originario del Asia meridional.

Se utiliza el rizoma o tallo subterráneo, que se ralla o reduce a polvos. Tiene un sabor picante y cálido, que favorece el sabor de muchos guisos e infusiones. En fitoterapia, cosmética y aromaterapia se emplea el aceite esencial, que se muestra muy eficaz para aliviar contracturas musculares, inflamaciones reumáticas, migrañas y neuralgias.

Tiene propiedades antisépticas, antiinflamatorias, analgésicas, antioxidantes, tónicas y estimulantes.

Se emplea el aceite esencial puro en combinación con otras esencias, o viene integrado a lociones, cremas corporales, perfumes, jabones y champús anticaspa.

46 - JOJOBA, aceite (Buxus chinensis)

Es un arbusto siempreverde que crece en áreas desérticas del estado de Sonora, en México. Pueblos indígenas de la zona lo han utilizado desde antiguo como alimento y medicina.

El aceite de jojoba se obtiene por presión en frío de las semillas de este arbusto. Presenta una coloración amarillenta y una textura muy grasa y espesa. De hecho es de las pocas ceras que pasa a estado líquido a temperatura ambiente. Tiene una gran resistencia al calor y la oxidación gracias a que contiene un 96% de ceramida. Se ha convertido en uno de los ingredientes cosméticos más habituales.

Tiene propiedades antioxidantes, antiinflamatorias, hidratantes, regeneradoras y suavizantes. Se destina sobre todo a pieles grasas y al cuidado del cabello.

En cosmética se emplea el aceite puro para masaje o para el baño, o bien como ingrediente principal de champús y lociones para el cabello, cremas para pieles grasas, lociones antiacné, bálsamos para desmaquillar y jabones.

47 - KARITÉ (Vitellaria paradoxa)

Es un árbol de talla modesta, de la familia de las sapotáceas, que alcanza los 15 metros de alto, con la copa ancha, la corteza grisácea, marcada con numerosas fisuras horizontales, hojas ovaladas, duras y lustrosas, y flores de color blanco cremoso, dispuestas en densas inflorescencias en las axilas de las hojas. Frutos elípticos, de color verdoso o pardo, con una o dos semillas en su interior. Es propia de las sabanas del oeste de África. Los pueblos nativos aprovechan todas las partes de la planta —hojas, flores, frutos, corteza, raíces— tanto para usos medicinales y alimentarios como para la construcción y la decoración.

En cosmética se emplea el aceite vegetal o manteca que se obtiene de las semillas por prensado. Tiene un color blanco quemado y una textura líquida.

Tiene propiedades astringentes, hidratantes, emolientes, regeneradoras, suavizantes y cicatrizantes.

Forma parte de cremas corporales y faciales, mascarillas capilares, protectores solares, jabones, lápiz de labios, etc.

48 - LAMINARIA (Laminaria digitata, L. cloustoni)

Son algas pardas, de hasta 3 metros de largo, con las frondas alargadas o palmeadas en forma de dedos extendidos. Es común en costas del Atlántico norte. Son especialmente ricas en sales minerales como yodo, sodio, calcio y potasio, y en mucílagos.

Se utilizan como complemento dietético, como un reconstituyente, pero también en cosmética y en algoterapia (baños con algas).

Tiene propiedades remineralizantes, vitamínicas, astringentes, hemostáticas y regeneradoras.

En cosmética se presenta en polvos o el extracto se integra en cremas faciales y corporales, lociones corporales, geles de ducha, etc.

49 - LANOLINA

Es una cera que se forma en la base de la lana de las ovejas, segregada por las glándulas sebáceas de estos animales como defensa contra el descenso de temperatura. Se extrae sin infligir el menor daño a la oveja en el momento en que es esquilada.

De color amarillo pálido y consistencia grasa y viscosa, la lanolina tiene una composición química afín a nuestra piel, puede además absorber hasta dos veces su peso en agua, lo que la convierte en un hidratante de primer orden, y por ello se revela como un ingrediente indispensable de muchos productos cosméticos.

Tiene propiedades hidratantes, dermo-protectoras, suavizantes, emolientes y cicatrizantes. Es eficaz para tratar pieles irritadas, eccemas y granos.

Es un ingrediente indispensable de muchas cremas hidratantes, lociones, ungüentos y champús.

50 - LAVANDA (Lavandula angustifolia)

Las lavandas o espliegos son matas aromáticas muy características del paisaje mediterráneo de montaña. Tienen las ramas erectas, las hojas alargadas, grisáceas, muy pilosas y flores azuladas en espigas densas.

Se cosechan las sumidades floridas, muy ricas en aceite esencial. Es una planta muy apreciada tanto en fitoterapia, como en cosmética y perfumería.

Tiene propiedades antisépticas, antiespasmódicas, relajantes, rubefacientes y cicatrizantes. Es útil en aplicación externa para tratar eccemas, picaduras de insectos, dermatitis, acné y otras impurezas de la piel, asi como para revitalizar el cabello.

Se usa la planta seca para remedios cosméticos caseros y el aceite esencial puro en masaje o baños, o bien integrado en perfumes, aguas de colonia, cremas faciales y antiacné, jabones hidratantes, sales de baño, champús, etc. Es muy adecuada para el cuidado infantil.

51 - LECHE DE BURRA

Mucho se ha hablado de la leyenda que explica como Cleopatra se regalaba cada día un baño en leche de burra para mantener intacta su poderosa belleza. También los antiguos griegos y romanos apreciaban la leche de burra, en su caso, como medicina. A principios del siglo pasado, las curas con leche de burra estuvieron muy en boga en la alta sociedad europea.

Lo cierto es que tiene grandes aplicaciones en dermatología por la riqueza de esta leche, no muy distinta de la humana, en ácidos grasos, vitaminas y minerales. Tiene propiedades antioxidantes, hidratantes y regeneradoras. Se destina al cuidado de pieles secas o prematuramente envejecidas.

Se presenta en forma de jabón corporal, cremas y mascarillas faciales.

52 - LECITINA

La lecitina es un emulgente natural de las grasas que interviene tanto en su absorción y digestión como en su transporte a través del sistema sanguíneo. Está presente en la yema de huevo, pero también en las habas de soja y el aguacate. También el cutis humano contiene una proporción de lecitina que contribuye a que se mantenga terso y sano.

Tiene propiedades hidratantes, regeneradoras y depurativas. Se destina al cuidado de pieles delicadas y a combatir las impurezas como eccemas, manchas en la piel, acné, dermatitis, etc.

En cosmética se incluye en cremas corporales y de manos, mascarillas faciales, contornos de ojos, etc.

53 - LEVADURA DE CERVEZA (Saccharomyces cerevisiae)

Es la levadura un fermento que permite la obtención de cerveza a partir de la malta. No contiene alcohol. Se utiliza sobre todo como complemento vitamínico, para la regeneración de la flora bacterial intestinal y contra la anemia.

Por sus propiedades nutritivas y vitamínicas en cosmética se destina a revitalizar la piel y a combatir las impurezas como el acné, la dermatitis, la seborrea, etc.

Se incorpora a cremas y mascarillas faciales, cremas hidratantes, champús y lociones para el cabello.

54 - LIMÓN (Citrus limonum)

Es el fruto del limonero, un árbol de la familia de las rutáceas originario del sudeste asiático. Se cultiva en toda Europa, siendo nuestro país uno de los principales productores.

Los usos del limón son casi inabarcables. Nuestra piel precisa de vitamina C para producir colágeno y mantenerse flexible y tersa, y por ello el limón, especialmente rico en esta vitamina, resulta un apoyo de primer orden.

En fitoterapia y cosmética se emplea el pericarpo o cáscara del limón, muy rica en aceite esencial. Tiene propiedades antisépticas, antibacterianas, antivirales, hidratantes, demulcentes, regeneradoras, exfoliantes y cicatrizantes. Se destina sobre todo a cuidar pieles secas y castigadas y para combatir las impurezas, picaduras de insectos, infecciones, etc.

Se usa el fruto crudo o en zumo para remedios cosméticos caseros en masaje o mascarillas, el aceite esencial puro en masajes y baños, o bien integrado en perfumes, aguas de colonia, aceites y cremas corporales, jabones, geles de baño, depiladores naturales, repelentes de insectos, etc.

55 - LODOS TERMALES

Constituyen un eficaz recurso de balneario, que se ha venido utilizando desde la Antigüedad. Están formados por una mezcla de componentes sólidos, a base de calizas y arcillas, más agua clorurada o sulfurada. Son muy ricos en sales minerales como calcio, zinc, yodo, azufre o cobre.

Estimulan la formación de colágeno y al elevar la temperatura del cuerpo, facilitan la absorción de principios activos.

Tienen propiedades regeneradoras, antiinflamatorias, analgésicas, lipo-reductoras y depurativas. Se destinan a aliviar los dolores reumáticos y al tratamiento de la psoriasis, la dermatitis y los eccemas.

Se aplica en forma de emplasto o mascarilla o se presenta como parte de jabones y geles de baño.

56 - LÚPULO (Humulus lupulus)

Es una planta enredadera, de hasta 6 metros de alto, con las hojas grandes, divididas en tres o cinco segmentos, con flores masculinas agrupadas en racimos y las femeninas en inflorescencias colgantes, cónicas, recubiertas de brácteas escamosas o estróbilos. Flores masculinas y femeninas aparecen en distintos árboles —dioico—.

Son los estróbilos y un polvo amarillento que segregan, o lupulino, los que, se emplean en fitoterapia y también en cosmética.

Tiene propiedades antisépticas, relajantes, antiinflamatorias, depurativas y antimicóticas. Se destina a cuidar pieles castigas y envejecidas, y a combatir el exceso de grasa corporal, el acné, la seborrea, la dermatitis y las infecciones por hongos.

Es un ingrediente poco habitual de cremas, jabones, aceites anticelulíticos, champús y lociones para el cabello.

57 - MACADAMIA (Macadamia integrifolia)

Las nueces de macadamia son unos frutos secos que ya forman parte de la cocina europea, en la que amenizan ensaladas y postres. El árbol de la macadamia es originario de los bosques húmedos de Nueva Zelanda y Australia.

En cosmética se emplea el aceite que se obtiene por presión en frío de estas semillas. Es un aceite amarillento, fino y ligero, muy utilizado como vehículo de los aceites esenciales, que se destina sobre todo al cuidado de pieles arrugadas.

Tiene propiedades antioxidantes, hidratantes, regeneradoras y suavizantes.

58 - MALVA (Malva sylvestris)

Es una planta bien conocida, que aparece en márgenes de caminos y sembrados. Presenta las hojas anchas, divididas entre tres a cinco segmentos y bellas flores de color rosa violeta, con venas oscuras.

En fitoterapia y en cosmética se emplean las flores y las hojas.

Tiene propiedades antiinflamatorias, suavizantes, emolientes, dermo-protectoras, cicatrizantes y vulnerarias. Se destina a la cura de picaduras de insectos, heridas, dermatitis y abscesos, entre otras impurezas cutáneas.

Se usa en remedios caseros, en infusión para friegas, colutorios y colirios, el jugo de la planta fresca para las picaduras o bien en cataplasmas. Y forma parte de la formulación de champús, lociones para el cabello, repelentes de insectos, cremas hidratantes y mascarillas faciales.

59 - MANDARINA (Citrus reticulata)

El árbol de la mandarina apenas se alza 5 metros, con las ramas algo espinosas, hojas oval-lanceoladas y lustrosas, y flores solitarias blancas, muy aromáticas. Es originario del Extremo Oriente, y se cultiva de forma extensa en el litoral mediterráneo, en especial el País Valenciano.

En cosmética se aprovecha el aceite esencial que se obtiene del pericarpo, o cáscara de la mandarina, por presión en frío.

Tiene propiedades antisépticas, tónicas, revitalizantes e hidratantes. Puede presentar un cierto efecto fotosensibilizante y por tanto no debe usarse si se va a tomar el sol.

Se usa el aceite esencial puro, pero disuelto en aceites vegetales como el de almendras, para masaje y baño, o incorporado a jabones, perfumes, aceites y cremas corporales. Es adecuado para el cuidado infantil.

60 - MANGO (MANGIFERA INDICA)

Es un árbol de la familia de las anacardiáceas, originario de la India, Malasia e Indonesia, pero que se ha plantado en otros muchos países tropicales. De talla modesta, presenta las hojas lanceoladas y flores de color rosa pálido reunidas en panículas anchas. Su carnoso fruto es muy apreciado por su sabor delicado y se encuentra sin problemas en las fruterías españolas.

En cosmética se utiliza la pulpa y también el aceite que se obtiene de las semillas.

Tiene propiedades hidratantes, exfoliantes, vitamínicas y antioxidantes.

Se integra en perfumes, cremas corporales y de manos, mascarillas faciales, jabones y champús.

61 - MANZANA (PYRUS MALUS)

El manzano es un árbol caducifolio, de talla modesta, con la copa amplia, la corteza grisácea, las hojas ovales y flores blancas o rosadas, aromáticas. Presente de forma silvestre en zonas montañosas de Europa, es de los árboles frutales más cultivados en el mundo.

El fruto, además de un alimento prodigioso, es usado también con fines medicinales y cosméticos. Es una buena fuente de vitamina C y betacaroteno.

Tiene propiedades vitamínicas, remineralizantes, antioxidantes, astringentes, demulcentes y vulnerarias.

La pulpa o el zumo se utilizan en remedios cosméticos caseros y no falta como ingrediente en muchos perfumes, tónicos y mascarillas faciales, jabones, geles de baño y champús.

62 - MANZANILLA (MATRICARIA RECUTITA)

Es una mata muy ramificada, de hojas muy segmentadas y flores en capítulos, con las flores externas o lígulas de color blanco, algo dobladas hacia abajo, y el botón central amarillo dorado. Es frecuente en rastrojos y márgenes de cultivos, y mucha gente la cultiva en terrazas y jardines.

Se cosechan las sumidades floridas, que emanan un aroma intenso y agradable. Es de las infusiones más consumidas, como sedante, digestiva y antidiarreica, pero también tiene aplicaciones cosméticas.

Tiene propiedades antiinflamatorias, antisépticas, analgésicas, reepitelizantes y cicatrizantes.

La infusión se ha empleado como tinte para cabellos rubios, pero también en colirio para ojos fatigados, en lavado para heridas, llagas y neuralgias. El aceite esencial se puede aplicar puro o asociado a otros aceites en masaje o baño, y es un ingrediente frecuente en perfumes, jabones, mascarillas y tónicos faciales, champús y geles de baño.

63 - MEJORANA (ORIGANUM MAJORANA)

Es una conocida planta aromática de la familia de las labiadas, muy utilizada en cocina como condimento. Parecida al orégano, tiene las hojas ovales, pilosas y flores de color blanco-rosáceo, con los estambres muy visibles. Originaria del Mediterráneo sudoriental, se planta en huertos y jardines.

En cosmética y aromaterapia se aprovecha su valioso aceite esencial, de aroma alcanforado y penetrante.

Tiene propiedades calmantes, antisépticas, analgésicas, reconstituyentes y cicatrizantes. Se destina a aliviar los dolores musculares y neurálgicos.

Se aplica el aceite esencial puro en masaje, baño o en difusor de ambiente, y se integra en aceites corporales, cremas y geles de baño.

64 - MENTA (Menta x piperita)

La menta piperita o medicinal es un híbrido entre dos mentas silvestres. Se cultiva en jardines y viveros y mucha gente la tiene en su terraza o balcón. Bien conocida como ingrediente de cocina, la menta posee numerosas virtudes medicinales y cosméticas.

Se aprovechan las sumidades floridas, de las que por destilación se obtiene un aceite esencial de aroma penetrante, que en contacto con la piel transmite una sensación intensa de frescor.

Tiene propiedades tonificantes, analgésicas, antineurálgicas, antimicóticas, antiinflamatorias y cicatrizantes. Como medicinal se aplica sobre eccemas, picaduras de insectos, urticarias, inflamaciones reumáticas, migrañas y neuralgias.

Se puede usar el aceite esencial puro, pero siempre en dosis bajas, para añadir al baño o en masaje, y forma parte de perfumes, lociones, dentríficos, elixires, tónicos faciales, bálsamos labiales y jabones de manos.

65 - MIEL

La fabrican con laboriosa dedicación las abejas, a partir del néctar que emana de las flores. En su composición los azúcares cubren un 97%, y el resto son minerales, vitaminas y enzimas.

A los beneficios medicinales de la miel se unen los cosméticos. La miel es un ingrediente suavizante en cremas hidratantes, pero no es apto para personas con propensión a sufrir alergias al polen.

Tiene propiedades hidratantes, suavizantes, antisépticas, antibacterianas y revitalizantes. Resulta eficaz como antiarrugas y para tratar pieles castigadas, quemaduras y escoceduras.

Se utiliza en remedios cosméticos caseros y está incorporado como ingrediente en cremas para manos y cara, leches limpiadoras, mascarillas faciales, lápices labiales y bálsamos para después del afeitado.

66 - MONOÏ DE TAHITÍ

Para los ma'ohi, pueblo aborigen de Tahití, Monoï significa aceite sagrado, y en efecto así es considerado el aceite que se obtiene de las flores del tiaré *Gardenia tahitensis* en combinación con aceite de copra o nuez de coco. Las mujeres de este pueblo isleño del Pacífico sur lo vienen utilizando como perfume y para su aseo personal desde hace muchas generaciones. Sólo se produce en Tahití y desde ahí se exporta al mundo entero.

Tiene propiedades hidratantes, suavizantes, emolientes y revitalizantes.

Se presenta en forma de aceite corporal, gel y jabón de manos, protector solar, mascarilla y champú para el cabello.

67 - MORINGA (Moringa oleifera)

Es un árbol originario del norte de la India, que se ha plantado de forma extensa en partes del oeste de África y también en América Latina por su gran resistencia a la sequía. Las hojas se han aprovechado desde la antigüedad como alimento y en remedios curativos.

En cosmética se usa el aceite que se obtiene por prensado de sus semillas.

Tiene propiedades antioxidantes, vitamínicas, regeneradoras, antisépticas, antiinflamatorias y cicatrizantes. Se ha empleado para tratar quemaduras, picaduras de insectos, mordeduras, contusiones y heridas.

Se presenta como aceite, leche y crema corporal, loción facial, gel de baño y como protector solar.

68 - NARANJO AMARGO (Citrus aurantium)

Es un árbol ornamental que se planta en jardines, parques y vías públicas. De no más de 8 metros de alto, tiene la copa redondeada y ramas con espinas, las hojas duras, elípticas y flores blancas, muy aromáticas. El fruto, la naranja amarga, es más pequeña que la de cultivo, de sabor muy amargo.

Con fines medicinales se aprovechan la cáscara o pericarpo, pero también las hojas y las flores. En aromaterapia se distingue entre el aceite de nerolí o azahar, obtenido por destilación de las flores recién recolectadas, el de *petitgrain*, derivado de la destilación al vapor de las hojas y a veces también las ramitas jóvenes y el fruto inmaduro del naranjo amargo.

Tienen propiedades antisépticas, antiespasmódicas, calmantes, hidratantes, cicatrizantes, venotónicas y bactericidas.

Se presenta en forma de aceite esencial puro para masaje o baño, o como ingrediente de perfumes, lociones, tónicos faciales, etc.

69 - NEEM (Azadirachta indica)

Es un árbol de la familia de las meliáceas, originario del sudeste de Asia, muy usado en jardinería. De hasta 15 metros de alto, tiene las hojas compuestas, de foliolos ovales y aserrados, flores blancas, en panículas colgantes y frutos carnosos, esféricos, de color verde oliva. El aceite de neem se obtiene por prensado de las semillas de este árbol, conocido también por margosa y lila de India. Todas las partes del árbol se han usado desde antiguo en medicina tradicional, para la fabricación de dentríficos, jabón y, sobre todo, como insecticida.

Tiene propiedades antiinflamatorias, antisépticas, antimicóticas, antivirales, antibacterianas, cicatrizantes, y se ha destinado al tratamiento de la psoriasis, el acné, dermatitis, eccemas, hongos y picaduras de insectos.

Se presenta en forma de aceites y cremas para el cuerpo y las manos, lociones y champús, repelentes de insectos, etc.

70 - NOGAL (Juglans regia)

Es un árbol caducifolio, de hasta 30 metros de alto, con la copa ancha y corteza oscura. Las hojas son compuestas, de foliolos ovalados, agudos, y las flores masculinas aparecen en amentos colgantes. Fruto en forma de drupa dura, en cuyo interior se encuentra una semilla comestible: la nuez. Es originario del Asia Central y de ahí llegó a Europa, donde se encuentra subespontáneo en áreas de montaña. Se cultiva en huertos.

En cosmética se emplea el aceite que por presión se obtiene de las semillas o de los cotiledones y el extracto de las hojas y los cotiledones.

Tiene propiedades antioxidantes, regeneradoras o reepitelizantes, emolientes, hidratantes y vitamínicas. Está muy indicado para pieles secas, granos, eccemas y quemaduras.

Se encuentra como ingrediente de cremas, pomadas, lociones, champús, colorantes, geles de baño y jabones.

71 - OBSIDIANA

Esta roca volcánica, muy apreciada por su belleza y singularidad, se ha utilizado en cosmética desde la Antigüedad. Tiene una composición química muy concreta, que solo se da en unas pocas formaciones volcánicas, como en la isla de Pantelleria, al sur de Italia. A partir del magma, que se enfría muy rápidamente, se formó una piedra negra, vitrificada, muy bella, que es extremadamente rica en silicio, sodio, hierro y potasio.

Tiene virtudes exfoliantes, hidratantes, remineralizantes, antioxidantes y regeneradoras.

Se incorpora en jabones, mascarillas, tónicos y leches limpiadoras.

72 - OLIVA (Olea europaea)

Procedente probablemente del Mediterráneo oriental, su cultivo se extendió por toda la cuenca mediterránea ya en tiempos de la antigua civilización griega. Hoy día España y Grecia se encuentran entre los principales productores de aceite de oliva del mundo.

Símbolo de la dieta mediterránea, junto a sus numerosas virtudes culinarias y medicinales, el aceite de oliva destaca también por ser un elemento indispensable en cosmética natural.

Tiene propiedades hidratantes, suavizantes, regeneradoras, emolientes y nutritivas.

Se emplea como vehículo para otros aceites y para la maceración de incontables plantas medicinales, se aplica directamente en remedios cosméticos caseros y se presenta en aceites corporales, cremas faciales, lociones, jabones, champús, bálsamos y protectores solares.

73 - ONAGRA (Oenothera biennis)

Es una planta robusta, de hasta 1,5 metros de alto, con las hojas alternas, agudas y pilosas, sin peciolo, y grandes flores amarillas que se abren al atardecer. Es originaria de Norteamérica, pero se encuentra en playas y márgenes fluviales de Europa, incluido el norte de España.

De las semillas se obtiene por presión en frío un aceite vegetal, muy rico en ácidos poliinsaturados del tipo omega 6.

A sus beneficios medicinales, suma sus grandes posibilidades cosméticas. Está indicado para pieles secas y para combatir las arrugas.

Tiene propiedades emolientes, regeneradoras, hidratantes, antiinflamatorias y antioxidantes.

Se encuentra el aceite o emulsión para aplicación directa sobre la piel, en perlas de gelatina, o bien en cremas y aceites hidratantes y champús.

74 - ORTIGA (Urtica dioica)

Depositarias de una inmerecida mala reputación, las ubicuas ortigas se han consumido en periodos de escasez y la gente del campo les ha sabido sacar un gran rendimiento.

Con fines medicinales y cosméticos se aprovechan las hojas y flores, pero también la raíz. Es muy rica en ácidos orgánicos y en sales minerales.

Tiene propiedades remineralizantes, astringentes, antihemorrágicas, antiinflamatorias, depurativas y emolientes. Se ha destinado al tratamiento de hemorragias superficiales, hemorragias nasales y dentales, a aliviar los dolores articulares y las dermatitis y a fortalecer el cuero cabelludo.

Se presenta en remedios de herbolario en forma de planta seca para decocción, el jugo de la planta fresca para la epistaxis, o bien integrado en champús y lociones para el cabello, incluidas las lociones anticaspa.

75 - PAPAYA (Carica papaya)

El papayo mide entre 2 y 10 metros de alto, es un árbol de crecimiento rápido y vida corta, con el tronco recto, de consistencia fibrosa, jugoso y hueco, con las hojas palmeadas, grandes, flores que crecen en las axilas de las hojas y grandes frutos globulosos, en forma de pera, que contienen muchas semillas negras en su interior. Es originario de la América tropical y se cultiva en muchos otros países de clima parecido.

El fruto contiene papaína, una enzima proteolítica utilizada en dietética como estimulante de la digestión. La papaína en cosmética se usa por sus virtudes antiinflamatorias y cicatrizantes. A la papaya se le atribuyen también efectos hidratantes, suavizantes, exfoliantes y regeneradores.

Se presenta en cremas hidratantes, mascarillas faciales, jabones, geles de baño y champús, y se usa en remedios cosméticos caseros.

76- PENSAMIENTO (Viola tricolor)

Es una planta de montaña, de la cual derivan diversas variedades de jardinería. Mide apenas 40 cm de alto, con las hojas segmentadas y bellas flores de color amarillo, blanco o de tres colores. Se encuentra en espacios de montaña o junto a las mieses y en prados pedregosos, según la subespecie. Con fines medicinales y cosméticos se cosechan las partes aéreas.

Se considera depurativa, emoliente, antiinflamatoria y antipruriginosa, y en fitoterapia se destina sobre todo a eliminar las impurezas de la piel como acné, granos, urticarias, eccemas y herpes.

Se aplica en remedios de herbolario en forma de lavados y se ha incorporado en cremas, lociones y jabones.

77 - PEPINO (Cucumis sativus)

Esta cucurbitácea, originaria del Asia meridional, se cultiva desde hace unos 3.000 años. Desde Egipto su cultivó se propagó por toda Europa.

En cosmética se emplea la pulpa de este fruto por sus propiedades hidratantes, depurativas, antipruriginosas y emolientes.

La pulpa cortada en rodajas se aplica en remedios caseros como mascarilla facial contra los granos y la sequedad cutánea. El pepino se ha integrado en productos diversos como cremas faciales y leches limpiadoras.

78 - PIEDRA PóMEZ

Es una piedra gris, muy porosa, de origen volcánico, constituida básicamente de silicatos, que se encuentra en playas de guijarros de las costas griegas e italianas. Tiene un alto valor abrasivo y exfoliante, y se emplea en cosmética para eliminar la células muertas y para tratar durezas o callosidades de los pies o sobre los codos resecos. Tras su aplicación directa, conviene masajear la zona con una crema hidratante.

Está presente como ingrediente en jabones, geles exfoliantes, esponjas, etc.

79 - PROPóLEO

El propóleo o própolis es aquella sustancia de consistencia pegajosa que las abejas fabrican con resinas y yemas de los árboles y savias de otras plantas, en combinación con sus propias secreciones, y que utilizan para recubrir las celdas y las paredes de la colmena, a fin de mantenerla a salvo de las infecciones bacterianas.

Se trata, por tanto, de una materia con grandes virtudes antisépticas y antibacterianas, que presenta además sobre la piel un claro efecto protector, regenerador, antioxidante, hidratante, vitamínico, remineralizante y cicatrizante. Regenera el tejido epitelial y resulta muy indicado en caso de heridas, picadura de insectos y quemaduras.

Se encuentra en forma de ungüento para aplicarlo directamente o bien incorporado a cremas, pomadas, lápices de labios, repelente de insectos y champús.

r

80 - RATANIA (Krameria trianda)

Los páramos andinos de Ecuador, Perú y Bolivia constituyen el marco original donde prospera este arbusto caducifolio, de apenas un metro de alto, de hojas oblongas y flores solitarias grandes, de pétalos purpúreos. Con fines medicinales se cosecha la raíz, de la que se extrae su corteza, que se suele vender en piezas cilíndricas.

Tiene propiedades astringentes, antibacterianas, regeneradoras y cicatrizantes. Se destina principalmente al cuidado de la boca.

Se presenta en polvos para aplicarla en decocción en lavados, colirios y colutorios. El extracto se incorpora a dentríficos, elixires, lociones y geles.

81 - RODIOLA (Sedum roseum - Rhodiola rosea)

Emparentada con la hierba callera usada en jardinería, la rodiola es una planta crasa, de apenas 30 cm de alto, muy foliosa, con las hojas casi superpuestas unas sobre otras, de forma oval, aserradas y puntiagudas, de color gris azulado, y flores rojas o amarillentas agrupadas en inflorescencias planas. Es propia de los ambientes nórdicos de Escandinavia e Islandia, pero también la encontramos en los Pirineos y los Alpes.

La rodiola ha cobrado celebridad como planta medicinal en los últimos años y se ha llegado a bautizar como el ginseng nórdico. Se usa como planta tónica y adaptógena, para aumentar el rendimiento físico e intelectual. En cosmética se destacan sus virtudes antioxidantes, regeneradoras, revitalizantes, hidratantes y cicatrizantes.

Se presenta en lociones y champús a partir del extracto del jugo de la planta fresca o de la raíz.

82 - ROMERO (Rosmarinus officinalis)

Es con todo derecho uno de los máximos emblemas del paisaje mediterráneo. Es una mata o arbusto de hasta 2 metros de alto, con las ramas erectas, leñosas, hojas lineales, duras y flores azules, agrupadas en verticilos. Aparece en ambientes arbustivos, claros y orlas forestales.

Se aprovechan las sumidades floridas, de las que se extrae un aceite esencial de aroma alcanforado, amaderado e intenso.

Tiene propiedades antiinflamatorias, analgésicas, estimulantes sobre el cuero cabelludo y cicatrizantes y el aceite esencial se muestra rubefaciente.

En fitoterapia se aplica en decocción para baños y lavados, o bien en alcohol para masaje contra el dolor. El aceite esencial se utiliza diluido, para usar en caso de migrañas y lumbalgias. Y el extracto de romero o su esencia está incorporado como ingrediente en muchos champús, jabones, lociones y geles de baño.

83 - ROSA (Rosa damascena)

El rosal de Alejandría o rosa damascena es un arbusto alto, vertical, de hasta 2 metros de alto, con las ramas espinosas, hojas ovales, de márgenes aserrados y grandes flores rosas, muy aromáticas, provistas de una treintena de pétalos superpuestos. Es originaria de Oriente, pero se cultiva en Turquía, Bulgaria y Francia. De esta especie de rosa y del híbrido entre la *Rosa centifolia* y la *Rosa gallica* se obtiene, por destilación al vapor, la esencia de rosas.

Tiene propiedades depurativas, antisépticas, astringentes, sedantes y cicatrizantes. Es muy apreciada en aromaterapia y perfumería.

Se presenta el aceite esencial puro o incorporado a perfumes, aguas de colonia, jabones, leches limpiadoras, cremas faciales y corporales, desodorantes, etc.

84 - ROSA MOSQUETA (Rosa eglanteria, R. rubiginosa)

Es probablemente un derivado del rosal rubiginoso que se encuentra en casi toda Europa, incluido los Pirineos y el Cantábrico. Se trata de un arbusto enmarañado y denso, de hasta 3 metros de alto, con las hojas compuestas, de foliolos ovales, aserrados y flores aromáticas, de color rosa vivo. Prefiere ambientes húmedos de montaña, en setos y orlas forestales.

Se utiliza el aceite que por presión en frío se obtiene de las semillas.

Tiene propiedades antisépticas, antioxidantes, regeneradoras, depurativas y cicatrizantes. Se destina a pieles envejecidas y castigadas, pero también para tratar pieles grasas y con acné juvenil, asi como para combatir las arrugas, las estrías, las quemaduras y las cicatrices del acné.

Se presenta el aceite puro para masaje o incorporado a cremas, perfumes, jabones, geles de baño, hidratantes corporales, cremas de ojos, champús, etc.

85 - SALES MARINAS

El agua de mar, con su contenido en sal, los limos, los minerales y las algas son elementos marinos que aplicados al cuerpo humano en curas de talasoterapia tienen múltiples aplicaciones medicinales y cosméticas.

Se les atribuye propiedades remineralizantes, depurativas, antisépticas, antialérgicas, antiinflamatorias, bactericidas e hidratantes. Se destinan al tratamiento de la seborrea, dermatitis, acné, psoriasis, reumatismos, dolores musculares, celulitis y alergias.

Existen una gran variedad de productos de *spa* que ofrecen sales marinas, lodos y agua marinas puras para el cuidado corporal. Por su alta densidad salina, una de las aguas marinas más apreciadas en curas terapéuticas son las del Mar Muerto, que se pueden utilizar disueltas en baños relajantes y purificadores, en masajes o en compresas.

86 - SALVIA (Salvia officinalis)

Es una mata leñosa de hasta 60 cm de alto, con las hojas alargadas, lanosas, de color grisáceo y flores azuladas reunidas en verticilos. Es otro de los emblemas del paisaje mediterráneo, que encontramos en prados secos y pedregosos. Es muy habitual en parques y jardines, donde se aprecia por su intensa fragancia.

Se utilizan las hojas y las sumidades floridas, de las que, por destilación al vapor, se obtiene un aceite esencial de aroma muy intenso, alcanforado y fresco.

Tiene propiedades antisudorales, antisépticas, astringentes, antiinflamatorias y cicatrizantes. Se destina al tratamiento de impurezas como la dermatitis o el acné, y sobre todo al cuidado del cabello.

Se presenta el aceite esencial puro para masaje o baño, o bien incorporado a lociones, champús, desodorantes, cremas de labios, tónicos faciales, jabones, etc.

87 - SÁNDALO (Santalum album)

Es un árbol de entre 4 y 10 metros de alto, con la corteza pardo rojiza, las hojas ovales, duras y lustrosas, flores de cuatro pétalos, de color cobrizo y drupas carnosas, muy buscadas por los pájaros. Es originario de la India y se cultiva en Asia suroriental por el aceite. Su madera, que puede retener su intensa fragancia durante años, se ha quemado como incienso en ceremonias religiosas hindúes, y su médula se ha usado en remedios curativos.

En cosmética y aromaterapia se aprovecha el aceite esencial obtenido por destilación del leño. Tiene propiedades antisépticas, bactericidas, antivirales, venotónicas, astringentes y estimulantes. Se le atribuían también virtudes afrodisiacas. Tiene un aroma amaderado, almizclado e intenso.

Se aplica el aceite esencial puro en masaje o baño, o bien integrado en perfumes, mascarillas faciales, jabones y geles de baño.

88 - SÉSAMO (Sesamun indicum)

Es una planta oleaginosa, de la familia de las pedaliáceas, de origen incierto, que se cultiva en la India, Egipto, África tropical y Centroamérica. Es una hierba anual, de hojas ovales, flores rojizas, agrupadas en las axilas de las hojas, y frutos en cápsula, con numerosas semillas diminutas en su interior. Los granos de sésamo o ajonjolí constituyen un elemento esencial de la cocina oriental. La pasta o tahini se integra en la elaboración del humus y las semillas tostadas y saladas se usan como condimento, conocido como gomasio.

En cosmética se emplea el aceite obtenido por presión en frío de las semillas.

Tiene propiedades vitamínicas, remineralizantes, hidratantes, emolientes, revitalizantes y cicatrizantes. Se destina a pieles irritadas y escamosas.

Se presenta en aceites corporales, leches hidratantes, lociones, jabones, geles de ducha y desodorantes.

89 - TÉ BLANCO (Camellia sinensis)

El origen del té se sitúa en las montañas húmedas del sureste de China, pero su cultivo se extiende hoy al norte de India, Ceilán, Indonesia y Japón. La infusión de sus hojas es la segunda bebida más consumida en el mundo, y su ofrecimiento es símbolo de amistad y hospitalidad.

El té blanco es a nivel externo aún más beneficioso que el verde. Se aprovechan las hojas o brotes tiernos del té, cuando aún están por abrirse y aparecen recubiertos de una densa pelusilla blanca, de ahí su nombre.

Tiene unas claras virtudes antioxidantes, regeneradoras, exfoliantes y depurativas.

Se presenta como ingrediente básico en geles de baño, cremas y jabones.

90 - TÉ VERDE (Camellia sinensis)

En el té verde, las hojas se someten únicamente a un proceso de secado rápido por vapor, que destruye los microorganismos responsables de su fermentación. Es esta forma de té, de la que se conocen decenas de variedades, la más consumida en Oriente.

En cosmética, de la teína se destacan ante todo sus virtudes anticelulíticas, como apoyo para reducir las adiposidades locales, pero también antioxidantes y regeneradoras.

El extracto se integra en cremas corporales y pomadas anticelulíticas, jabones, champús y geles de baño.

91 - TEPEZCOHUITE (Mimosa tenuifolia)

Es un árbol de la familia de las mimosáceas, de apenas 8 metros de altura máxima, con las ramas espinosas, las hojas compuestas con los foliolos ovales y flores blancas en inflorescencias densas y colgantes. Crece de forma natural en ambientes arbustivos de sabana y en pastizales del sur de México y Centroamérica. La corteza de este árbol ya era utilizada por los mayas para sanarse heridas y quemaduras. Hoy día constituye uno de los ingredientes más destacados de la cosmética natural.

Tiene propiedades analgésicas, bactericidas, fungicidas y reparadoras del tejido cutáneo. Se destina al alivio de quemaduras, escaldaduras e infecciones por hongos y para estimular el cuero cabelludo.

El extracto de la corteza se incorpora en champús, lociones capilares, jabones, cremas y aceites corporales.

92 - TILO (Tilia platyphyllos)

Es un árbol de montaña, asociado a los robledales húmedos, que no suele formar bosques por sí solo. Mide hasta 20 metros de alto, con la copa ancha y ramaje robusto, la corteza lisa, de color gris ceniza, hojas asimétricas, redondeadas y puntiagudas y flores amarillentas, que crecen en inflorescencias colgantes. Variedades de tilo se plantan en parques, plazas y avenidas. Con fines medicinales se cosechan las inflorescencias y en menor medida también la albura del tronco. Es una de las infusiones clásicas para calmar los nervios y para tratar la hipertensión.

Tiene también propiedades antisépticas, exfoliantes y cicatrizantes.

El extracto se incorpora a geles, jabones y champús.

93- TOMILLO (Thymus vulgaris)

Otro de los emblemas del paisaje mediterráneo, es una mata leñosa, densa y muy aromática, con las hojas diminutas, de forma lineal, y flores rosas o blancas, reunidas en glomérulos terminales. Es abundante en prados secos y matorrales, desde el nivel del mar hasta los 1800 metros de altitud. No resulta extraño que por su abundancia y su poderosa fragancia, el tomillo esté muy vinculado a la tradición popular. Se cosecha para preparar sopas depurativas y para numerosos remedios medicinales. En cosmética se emplea la decocción para baños, friegas capilares, lociones, colutorios y gargarismos, y el aceite esencial en gotas para masaje y baño.

Tiene virtudes antisépticas, antivirales, antiinflamatorias y antirreumáticas

Se presenta la planta seca para decocción en remedios cosméticos caseros, el aceite esencial puro o bien incorporado a perfumes, jabones, champús y lociones.

94 - TRÉBOL DE PRADO (TRIFOLIUM PRATENSE)

Cultivada como planta forrajera para el ganado, en estado silvestre es muy abundante en prados húmedos y márgenes de caminos. Es una planta herbácea de apenas 70 cm de alto, con las hojas compuestas, de tres foliolos ovales, pilosos, a veces manchados de blanco, y flores rosas o blancas en glomérulos globosos.

En fitoterapia se emplea como estrógeno natural, en tratamientos para aliviar diferentes síntomas de la menopausia. En cosmética se destina a combatir la caída del cabello y a frenar la producción de caspa, pero también para cuidar las pieles maduras y castigadas.

Se utiliza en remedios cosméticos caseros con la infusión para aplicar en masaje capilar, y el extracto se ha incorporado a lociones para el cabello, champús, cremas faciales y mascarillas.

95 - UVA (VITIS VINIFERA)

De las pepitas o semillas de uva se obtiene por presión en frío un aceite muy refinado, inodoro y muy fluido. Es muy rico en ácidos grasos insaturados. Se utiliza en dietética para tratar las hiperlipemias y el colesterol alto, y para prevenir los accidentes vasculares.

Tiene virtudes antioxidantes, regeneradoras, exfoliantes, depurativas e hidratantes y se destina al cuidado de pieles envejecidas y castigadas y a combatir arrugas, eccemas y granos.

Por su ligereza es un ingrediente ideal en cremas y lociones corporales, y se usa como aceite base para diluir aceites esenciales.

96 - VAINILLA (Vanilla planifolia, V. fragans)

Es una planta trepadora, de la familia de las orquídeas, que se fija en el ramaje superior de los árboles de la selva, donde crece de forma silvestre. En los cultivos comerciales, se planta en entramados, donde se le impide trepar. Es originaria de México y Centroamérica, pero su cultivo se ha extendido a África e Indonesia. Cuenta la historia que Hernán Cortés y su séquito quedaron cautivados por el aroma y el sabor de una bebida con la que les obsequió el emperador azteca Moctezuma, elaborada con esta especia.

Es una de las especias más caras pues su producción es muy costosa, y en el mercado abundan los sucedáneos sintéticos.

Se utilizan las vainas y el aceite esencial que se obtiene de ellas por destilación. Tiene propiedades estimulantes, revitalizantes y regeneradoras.

Forma parte de perfumes, jabones, geles de baño y bálsamos para los labios.

97 - VETIVER (Vetiveria zizanoides)

Es una gramínea robusta, de hojas acintadas y flores pardo rojizas agrupadas en densas espigas terminales. Es originaria de la India y se cultiva para su aprovechamiento en perfumería y cosmética.

De las raíces se obtiene un aceite esencial de aroma algo dulce, intenso y terroso. Es muy apreciado en aromaterapia.

Tiene propiedades antisépticas, venotónicas, depurativas, antiinflamatorias y sedantes. Se ha destinado a aliviar los dolores reumáticos y neurálgicos, a favorecer el tono venoso en piernas y manos, y como un relajante externo en caso de estrés y ataques leves de ansiedad.

Se aplica el aceite esencial puro en masaje o en baño relajante, o bien diluido en aceites vegetales. Es un ingrediente de perfumes y jabones.

98 - VINAGRE DE SIDRA

Es un complemento dietético destinado principalmente al tratamiento de la obesidad y el sobrepeso.

Tiene propiedades nutritivas, antioxidantes, antimicrobianas, revitalizantes y regeneradoras. Se destina al cuidado del cabello, las uñas y contra las infecciones por hongos, las picaduras y las urticarias.

En cosmética, el vinagre de sidra se incorpora a champús, lociones para el cabello, tónicos para la piel, repelentes de insectos y esmaltes de uñas.

99 - YLANG YLANG (Cananga odorata)

Es un árbol de la familia de las anonáceas, originario de Indonesia y las Filipinas, que se planta en otros países tropicales de Asia y África. Mide hasta 25 metros de alto, tiene las hojas oval lanceoladas y las flores de color amarillo o rosa, muy aromáticas, reunidas en panículas densas.

Se utiliza el aceite esencial, obtenido por destilación acuosa o al vapor. Presenta un aroma intenso, floral y algo dulce.

Tiene virtudes vigorizantes, regeneradoras, antisépticas, emolientes, antiinflamatorias y venotónicas, y se le habían atribuido efectos afrodisiacos.

Se aplica en aceite esencial puro en baños relajantes y masajes —siempre bien disuelto en aceites vegetales para evitar que provoque irritación—, o bien como ingrediente de perfumes, cremas de manos, lociones, champús y repelentes de insectos.

100 - ZANAHORIA (Daucus carota)

La raíz de la zanahoria, muy rica en vitaminas, sobre todo provitamina A (carotenos), es también un valioso recurso natural para cuidar de nuestra piel.

Tiene propiedades vitamínicas, remineralizantes, antioxidantes, emolientes, exfoliantes y cicatrizantes. Se destina sobre todo a aliviar quemaduras, escaldaduras, eccemas, forúnculos y picaduras de insectos. Es ideal como bronceador natural.

Se usa en remedios caseros y forma parte de aceites faciales y corporales, champús, cremas bronceadoras, protectores solares, cremas hidratantes, mascarillas faciales

OTROS INGREDIENTES CLÁSICOS

Abrótano macho, aciano, arroz, castaño de Indias, cedro, cerezo, ciprés, equinácea, eufrasia, frambuesa, laurel, lavandín, milenrama, pimienta negra, regaliz y siempreviva.

OTROS INGREDIENTES NOVEDOSOS

Boj, cardo, endrino, gayuba, ginseng, gymnema, iris, lichi, aceite de marula, membrillo, mimosa, lila de China, sesbán, schisandra, patata, ricino, rooibos, sabal y vulneraria.

OTROS ACEITES ESENCIALES

Ajedrea, alcanfor, benjuí, cardamomo, cayeput, cilantro, ciprés, elemí de Manila, eucalipto, hinojo, hisopo, incienso, melisa, mirto, nerolí, nuez moscada, pachulí, palmarrosa, pelargonio, pino silvestre y valeriana.

LO NATURAL NO SIEMPRE ES INOCUO

Aunque la cosmética natural es, como hemos visto, mucho más suave que la convencional, no siempre resulta inocua. Algunas sustancias naturales pueden provocar reacciones alérgicas o irritaciones más o menos manifiestas en la piel. De hecho algunos compuestos aromáticos vegetales están incluidos en la lista de 26 ingredientes alergénicos confeccionada por la Unión Europea, y su inclusión en la formulación de un producto ha de quedar obligatoriamente advertida en el etiquetado. Los expertos de la UE lo decidieron tras examinar los datos proporcionados por los dermatólogos y alergólogos. En el recuadro adjunto se exponen algunas de estas sustancias, como orientación.

AROMAS MUY ALERGÉNICOS	Cinnamal, Isoeugenol, Extracto de Evernia furfuracea, Extracto de Evernia prunastri
AROMAS ALERGÉNICOS	Hydroxycitronellal , Cinnamyl alcohol
AROMAS ALERGÉNICOS PARA PERSONAS CON ALERGIA A SUSTANCIAS OLOROSAS	Citral, Eugenol, Farnesol, Methyl 2 -octynoate
AROMAS POCO ALERGÉNICOS	Benzyl alcohol, Geraniol, Citronelol, Limoneno, Linalol, Hexyl Cinnamal, Amylcinamyl alcohol

Es por eso que buena parte de los fabricantes de cosmética natural ofrecen también gamas de productos libres de este tipo de aromas, a base de materias primas mucho menos susceptibles de resultar alergénicas.

Cierto es, no obstante, que muchas veces no es fácil determinar cuál es la sustancia concreta responsable de una reacción alérgica o de una irritación en la piel. Muchas personas desarrollan una intolerancia hacia un grupo de productos en general, como perfumes o geles de baño, y no es sencillo determinar la sustancia específica que desata esa reacción. Hay personas más predispuestas que otras a padecer este tipo de reacciones, como pasa a veces con las de piel más clara, personas asmáticas, o que padecen de alergia al polen, a los ácaros, al polvo o los humos.

Pero si en el caso de la cosmética convencional la incidencia de reacciones alérgicas ante determinados componentes químicos es notable, y puede llegar a convertirse en un proceso incapacitante y que precise de un seguimiento clínico constante, como ocurre con quienes padecen del trastorno llamado sensibilidad química múltiple SQM —véase capítulo 2— en la cosmética ecológica y natural es mucho menos común.

Con todo, son diversas las sustancias naturales sobre las que se han descrito efectos indeseados en su aplicación por vía externa. Es el caso de la lanolina, que provoca una reacción alérgica caracterizada por la aparición de erupciones cutáneas, quemazón, escamación e inflamación.

También algunos aceites vegetales como el de sésamo, cártamo, oliva, soja y linaza pueden generar reacciones más leves, como erupciones y brotes de granos.

El aceite de hipérico, muy válido para las heridas, llagas, quemaduras solares y las escocedudas, puede generar una reacción contradictoria cuando se expone la piel a la exposición solar —un efecto fotosensibilizante— sobre todo si la piel está húmeda o mojada, provocando eritemas o quemaduras. Este mismo efecto se ha observado con respecto al aceite esencial de limón o de mandarina.

La jalea real puede producir alergia a aquellas personas que muestran intolerancia a los productos de las abejas, como también ocurre con la miel y el propóleo. Estas reacciones pueden conllevar la aparición de eccemas, urticarias, procesos asmáticos y diarreas.

El aceite de rosa mosqueta, tan apreciado en cosmética, puede generar comezón y picor sobre pieles muy grasas cuando se aplica para tratar el acné.

Algunos aceites esenciales, por su parte, pueden resultar irritantes en contacto directo con la piel si no están debidamente disueltos en aceites vegetales o vertidos en dosis bajas en el baño. Es el caso del aceite esencial de menta piperita, que puede provocar irritación y dermatitis por contacto en algunas personas, pero también de los aceites de citronela, anís verde, incienso, ylang ylang y jengibre.

Por otro lado, no hay que olvidar que muchas plantas frescas son también irritantes por contacto directo. Esta información debe ser conocida si pretendemos cosecharlas en el campo para prepararnos nuestros propios remedios cosméticos. Sobre algunas no hay sorpresas, como las ubicuas ortigas que, a causa del ácido fórmico que desprenden, provocan la tan sufrida reacción urticante. Otras plantas irritantes bien comunes son la hiedra, el laurel o el diente de león, este último por su látex.

El árnica, planta muy amenazada, que no debiera ser recolectada en el campo, puede producir edemas y dermatitis vascular a causa de determinados compuestos bioquímicos que contiene, como la helenalina, y en tal caso hay que dejar de usarla desde el instante en que surge el brote alérgico.

Y finalmente algunas hierbas se muestran como rubefacientes, es decir, que estimulan el flujo sanguíneo en la piel provocando un enrojecimiento muy aparente. Es el caso de la citada ortiga y sobre todo de la ruda, muy usada en alcoholes para masaje, pero también, aunque en mucho menor medida, del enebro, la canela, la capuchina, el romero y la mostaza, en cuanto a plantas utilizadas frecuentemente en cosmética natural.

Las empresas pioneras

El uso de sustancias completamente naturales para nuestro aseo y embellecimiento personal no es en absoluto un fenómeno nuevo. De hecho es tan
viejo como la humanidad. Ya hemos referido en el primer capítulo cómo
fue evolucionando a lo largo de la historia el concepto de belleza y el aseo
personal. Antes de la llegada del petróleo, y la proliferación de productos
derivados de él y su arrebatadora irrupción en casi todos los órdenes de
nuestra existencia cotidiana, la gente se procuraba aseo y limpieza recurriendo exclusivamente a lo que tenía a su alcance, a través de los recursos
que les brindaba la naturaleza. Este sistema se ha mantenido igual en algunos puntos remotos del planeta, en aquellas pocas comunidades donde las
personas viven todavía en una relación estrecha con su entorno natural.

> *Como lo hacían nuestros bisabuelos y abuelos cuando
> preparaban remedios caseros y jabones artesanales.*

Desde hace unas décadas, la producción industrial a gran escala y la oferta
de productos a precios cada vez más ventajosos ha inundado los comercios
y las casas de productos que, en su mayoría, pertenecen a grandes firmas
transnacionales que dominan de forma implacable el sector. Son productos

que en mayor o menor medida contienen componentes derivados del petróleo, como emulsionantes, conservantes y aromatizantes químicos, que suelen permitir una larga durabilidad al producto, un aroma más o menos agradable y un precio competitivo.

Pero ya hace unos cuantos años que existen otras firmas, sin duda más modestas, que han conseguido hacerse un espacio en el mercado, reivindicando el uso exclusivo de materias naturales en la elaboración de sus productos. Es justo hacer una mención a las que fueron pioneras, en un momento en el que no parecía haber vida más allá del *boom* del petróleo y sus derivados.

Varias de estas empresas son alemanas, lo cual no es ninguna sorpresa, dado que había de ser en un país tan fuertemente industrializado como aquél de donde surgieran voces y tendencias críticas hacia un sistema de vida tan desligado de los patrones naturales.

Una de las primeras marcas que cabe citar es **Weleda**. Los laboratorios se crearon en 1921 para poder llevar a la práctica las ideas innovadoras que sobre la aplicación de la medicina había concebido el filósofo y científico austriaco Rudolf Steiner (1861-1925) y que fue continuada por sus seguidores. La llamada medicina antroposófica utiliza en parte medicamentos homeopáticos en sus tratamientos terapéuticos, pero también herbarios y minerales, o una combinación de todos ellos.

Otro concepto que exploraron y potenciaron los laboratorios Weleda desde sus inicios es la llamada «salutogénesis», que investiga las capacidades de autocuración de las que dispone el organismo. Como se explica en la información que ofrece la compañía: «la salutogénesis concibe la salud como un estado de integración físico, anímico y mental, basado en la activación de las propias defensas del cuerpo, el desarrollo de la resistencia y la capacidad de adaptación al cambio. Se ocupa no sólo de acabar con la enfermedad, sino más bien de encontrar los medios para mantener la salud».

Ya desde hace unas décadas Weleda, además de medicamentos, ofrece productos cosméticos y para la mayoría de la gente, es por este sector que es más conocida. Se ha especializado claramente en la fabricación de cosmética natural y ecológica y de hecho es una de las empresas que ha promovido las certificaciones más reconocidas.

También fue el modelo de la medicina antroposófica el que inspiró al doctor Rudolf Hauschka para fundar el año 1935 los laboratorios Wala, cerca de Stuttgart, en Alemania. Elaboraron más de 1.000 remedios diferentes a partir de extractos acuosos de plantas, acordes con la visión antroposófica de la relación entre el hombre y su entorno natural. En 1967 los laboratorios Wala crearon una primera línea de productos cosméticos con el nombre de su fundador **Dr. Hauschka**, con más de 100 productos para el tratamiento facial y corporal con sustancias cien por cien naturales.

En 1959 nace en una localidad de la Selva Negra alemana, Calw, la empresa de cosmética natural **Börlind**. Su cofundadora, la señora Annemarie Lindner, ofrece a sus clientes formulaciones cosméticas basadas de forma exclusiva en elementos naturales, y estas sustancias vegetales proceden en su mayor parte de cultivos biológicos. Incluso el agua empleada en la elaboración de sus productos procede del manantial propiedad de la empresa Walter-Lindner Brünnen, y destaca por su pureza y su riqueza en sales minerales. Otra de sus particularidades es la dualidad en el empleo de fragancias naturales clásicas como el aloe, la lavanda o la rosa, y de novedosas o exóticas como el loto, el guaraná o la fresa.

Pierre Cattier, persona fascinada por la medicina alternativa y las bondades de los productos naturales, fundó en París en 1968 la empresa que lleva su nombre. Inspirándose en el uso histórico que se había hecho de la arcilla ya en las antiguas civilizaciones egipcia, india o china, **Cattier** exploró los beneficios de este compuesto mineral para el cuidado de la salud y en cosmética. Sus remedios a partir de arcilla verde procedente del Macizo Central francés o del Languedoc y de arcilla blanca o caolín, originaria de la China, cautivaron a generaciones de consumidores y se convirtieron en un referente en el mundo de la cosmética natural. En 1987 la empresa pasó a ser dirigida por el farmacéutico Daniel Aressy, quien siguiendo la égida del fundador, incorporó nuevos elementos naturales a sus formulaciones, que cuentan en su mayor parte con el aval francés Cosmebio, que certifica el origen natural de todos sus ingredientes.

Hacia 1977, en plena expansión del movimiento verde en Alemania, un grupo de jóvenes aunaron sus conocimientos y sus aspiraciones en un proyecto común para elaborar productos de higiene personal basados de forma escrupulosa solo en sustancias naturales. Fue así como nació en Hanover la firma alemana Logocos, otra de las grandes empresas pioneras del sector, que comercializa sus productos con las marcas **Logona y Fitne**. En 1990 adquirió la firma Santé, que con el tiempo se ha convertido también en un referente insustituible en cosmética natural.

TRADICIÓN E INVESTIGACIÓN

Aunque para hallar los primeros productos cosméticos naturales comercializados como tales deberíamos remontarnos a los años treinta y cuarenta del siglo pasado, **bien es cierto que los mayores esfuerzos en investigación para hallar alternativas naturales a los compuestos sintéticos, potencialmente peligrosos, de la cosmética y perfumería convencional, se realizaron a partir de la década de los noventa. Se empezó a referir entonces el término de «química verde» para definir los procesos químicos avanzados, ambientalmente compatibles, que con el tiempo se fueron desarrollando en laboratorios, institutos y redes empresariales de muchos países.**

En los Estados Unidos, donde estos centros fueron pioneros, recibieron el apoyo de la Agencia de Protección Medioambiental (Environmental Protection Agency EPA). Básicamente, la industria cosmética verde propugnaba la optimización de recursos, el uso eficiente de estos y la disminución de los residuos en todo el proceso productivo, como una estrategia general que a la postre tendría que beneficiar económicamente a la empresa.

Una industria verde, para poder ser considerada sostenible, debe estar movida por sistemas de energía renovable,

> *y en el caso de la cosmética orgánica o ecológica, supone el uso exclusivo de materiales biológicos, sean árboles, plantas, semillas o la biomasa procedente de los residuos agrícolas.*

Los esfuerzos en investigación en el ámbito de la cosmética verde para ir sustituyendo de forma paulatina los componentes químicos sintéticos más eficientes por otros naturales con propiedades similares está dando ya sus frutos. Es el caso, por ejemplo, de un prometedor sustituto de los aromas químicos, la vanilina, o el de los emulsionantes catiónicos naturales como alternativa a los emulsionantes sintéticos, que pueden dar respuesta a dos de los principales problemas con los que se encuentran los productores de cosmética natural y ecológica: la dificultad de obtener buenas texturas y aromas. Y es que la gente espera encontrar en los cosméticos una fragancia más o menos intensa y cautivadora y una textura consistente que no resulta fácil de conseguir en la cosmética natural, donde aromas y emulsionantes sintéticos están vetados.

Como bien saben los artesanos y fabricantes de cosméticos ecológicos, las moléculas naturales suelen ser muy pesadas y para poder dotarlas de las características sensoriales óptimas se ha de conseguir que sean mucho más livianas y pequeñas. Una de las posibilidades con la que cuentan los fabricantes es la «biorefinería», que se basa en la fermentación o en depurados sistemas de catalización para conseguir transformar los productos agrícolas ecológicos en moléculas lo suficientemente pequeñas como para que sean útiles, por ejemplo, en la elaboración de fragancias y aromas. Un éxito reciente de la química verde en tal sentido es la molécula proxylane, que está considerada un activo biomimético, por cuanto reproduce los mecanismos biológicos naturales de la piel a través, por ejemplo, de la estimulación de la síntesis de ciertos colágenos o de la generación del ácido hialurónico, un potente reafirmante, muy conocido por los dermatólogos, que absorbe el agua y forma un gel acuoso que hidrata y protege la piel. Extraído de la madera de haya, está exento de toxicidad y es además biodegradable, lo cual lo ha convertido en un descubrimiento muy celebrado por los fabricantes de cosméticos.

En la segunda categoría de ingredientes que hemos apuntado, la de los emulsionantes, las opciones naturales para reemplazar a los efectivos polímeros, como las siliconas y otros elementos empleados por la cosmética convencional, son ciertamente escasas. Se está probando la eficacia de los citados emulsionantes catiónicos, producidos enteramente a partir de recursos renovables, a base de aceites vegetales como los de algunas plantas de la familia de las crucíferas. Por su parte, las lecitinas, como la de soja, empleada como emulsionante en bebidas, margarinas y aderezos, se ha ensayado también con éxito en preparados cosméticos y es ingrediente frecuente en la cosmética casera y artesanal.

UNA TENDENCIA CON MUCHO FUTURO

Como sucede con otras muchas actividades económicas, también el mundo de la cosmética y la perfumería ha acabado apostando fuerte por lo natural y ecológico, y hoy día se habla de un crecimiento de un 20-25% anual en este sector, que contrasta con un crecimiento sensiblemente inferior, de apenas un 5%, para la cosmética convencional.

Según los datos que maneja la Organic Monitor —firma británica de estudios de mercado sobre tecnologías verdes— la cosmética natural en 2008 ya supuso un 2% del total del mercado de cosméticos en el mundo y en determinados países de Europa como Alemania o Austria se acerca ya al 10%. A escala global, la venta de cosméticos naturales en Europa en 2010 pudo superar los 2 millones de euros.

Tal es el auge del sector verde que algunas importantes firmas en cosmética convencional han adquirido marcas de la cosmética natural o han incorporado productos ecológicos a algunas de sus líneas para no perder la creciente clientela concienciada con el respeto al medio ambiente y la sostenibilidad.

En España la implantación de la cosmética natural y ecológica está comenzando su desarrollo a buen ritmo.

> *En la actualidad ya existen cerca de medio centenar de marcas españolas que pueden exhibir los avales de certificación ecológica, como más tarde abordaremos.*

Lo cierto, en suma, es que, hoy día, cualquier persona que busque productos cosméticos cien por cien naturales dispone de un abanico amplio de opciones a los que poder recurrir. Existen líneas de jabones y cremas corporales, geles de baño, mascarillas faciales, barras de labios, champús y tintes de pelo, protectores solares, desodorantes, perfumes, polvos de talco y hasta repelentes de insectos, productos todos ellos en cuya composición no caben más que sustancias cien por cien naturales.

Junto a las personas especialmente sensibilizadas por el cuidado del medio ambiente, y las que huyen en lo posible de todo producto que contenga componentes químicos, encontramos también aquellas que se ven motivadas por un cierto afán sibarita, al mostrarse atraídas por la alta calidad de las materias primas naturales, sin mediación de agentes químicos, y por la exclusividad de la elaboración artesanal.

Bien es cierto, sin embargo, que aún queda mucho camino por andar para conseguir una implantación sólida de la cosmética ecológica en el mercado general. La gente los percibe como más caros y difíciles de encontrar. En una encuesta realizada por la Comisión Europea que preguntaba a la gente si consumiría productos ecológicos, aun cuando estos resultaran efectivamente más caros, hasta un 63% de los encuestados españoles respondió afirmativamente, pero en la práctica resulta que apenas un 10% se ha pasado ya a la cosmética ecológica. Otras fuentes hablan de un porcentaje del 77% de mujeres que manifiestan preferir la cosmética natural a la convencional.

No cabe duda de que un factor importante que explica este desfase es la falta de información. Las empresas de cosmética natural no tienen los medios de las multinacionales para publicitar sus productos y su presencia en los medios de comunicación es muy inferior. De hecho, la cultura alternativa que está relacionada con estas empresas no vería con buenos ojos que dedicaran una parte importante de sus ingresos a la publicidad. Esperan que la calidad, el sentido común y la información acaben llevando a los ciudadanos hacia los mejores productos, tal como está ocurriendo en el sector de la alimentación.

No se puede obviar el hecho de que la elaboración de estos productos ecológicos está, en la mayoría de los casos, muy lejos de la simplicidad de las recetas cosméticas caseras, y que la producción sigue procesos complejos que requieren una gran inversión de dinero en investigación y seguridad. Por ejemplo, los extractos vegetales utilizados en las formulaciones cosméticas tienen que ser puros y al mismo tiempo han de poder reproducir, una vez insertos en el cosmético, la eficacia del principio activo de la planta.

Por otro lado, los exigentes requisitos de la agricultura ecológica, que implican unos métodos de cultivo y extracción muy depurados, para evitar el uso de fertilizantes químicos, pesticidas y herbicidas, hacen que su rendimiento sea sensiblemente inferior al de la agricultura convencional y los costes muy superiores. A ello hay que sumar los costes de la mano de obra, en un proceso de cosecha y siembra generalmente menos tecnificados, que incorpora a veces métodos artesanales, así como el sobreesfuerzo económico que supone ajustarse a los criterios que permiten aspirar a los diferentes avales de certificación. Por tanto las materias primas tienen precios elevados en comparación con los de la cosmética convencional.

Todo ello explica que, como ocurre con cualquier otro sector de producción, también los productos de cosmética natural y especialmente ecológica tienden a ser más caros que los de cosmética convencional, aunque en los últimos tiempos se están acortando las diferencias. Sin duda, los avances que se realicen en las técnicas de obtención de los ingredientes y el aumento de la demanda favorecerán la competitividad de las marcas naturales.

Las certificaciones

Solo hay una manera para que el consumidor pueda tener perfecta seguridad de cuáles son aquellas marcas, y dentro de éstas, aquellos productos cosméticos que estarían catalogados como de naturales, ecológicos u orgánicos, y ésa no es otra que la existencia de un aval imparcial que lo certifique. Se trata de un sello de calidad que los productos que cumplen determinados requisitos pueden lucir en sus envoltorios o envases, y que sirve de orientación al consumidor en el momento de la compra.

Este tipo de avales existen en otras muchas actividades económicas, como los productos agrícolas y ganaderos, los detergentes, la madera o los artículos de comercio justo, donde funcionan con mayor o menor eficacia. En el ámbito de la cosmética natural reina actualmente un cierto caos, pues existen demasiados avales y para reconocer las diferencias entre ellos hay que ser un auténtico iniciado en la materia. Ello explica que algunas empresas de cosmética natural se resistan a acogerse a este tipo de avales hasta que la situación no se clarifique por completo.

Los fabricantes de auténticos productos naturales se han tenido que enfrentar siempre a la competencia desleal de la industria mayoritaria, que cuenta con muchos más medios y poder económico para publicitar sus productos. Cosméticos elaborados casi por completo con sustancias derivadas del petróleo o con productos sintéticos salidos del laboratorio se presentan sobre un telón de fondo de naturaleza virginal como ecológicos, naturales, biológicos u orgánicos, cuando en su composición el ingrediente natural es una excepción. No existe ninguna ley que se lo impida.

Ante esta situación, **los fabricantes de cosméticos naturales y ecológicos han promovido la creación de avales que garanticen al consumidor la utilización rigurosa de ingredientes naturales en la formulación de sus productos. Las empresas de cosmética natural cuentan en la actualidad con la posibilidad de adherirse a diferentes sellos de certificación privados que presentan diferencias más o menos sustanciales en los preceptos que exigen para avalar un determinado producto.** Las principales divergencias, de hecho, se refieren a la proporción de ingredientes que deben proceder del cultivo ecológico u orgánico. De los distintos sellos privados nos ocuparemos en las próximas páginas, pero de entrada se pueden establecer una serie de principios que todos los avales incluyen y que se entienden como condiciones básicas, que todos comparten, a la hora de calificar un producto cosmético como natural o ecológico.

LOS PRINCIPIOS PARA LAS CERTIFICACIONES

- Están prohibidos los derivados del petróleo (parafinas, siliconas, aromas).
- No están permitidos los ingredientes obtenidos mediante síntesis química pura, lo que incluye colorantes, perfumes, emolientes, antioxidantes y conservantes de síntesis como los parabenes.
- Están igualmente vetados los componentes de origen transgénico y los obtenidos de experimentación con animales.
- Las sustancias animales sólo están permitidas si proceden de animales vivos, como ocurre con el caso de la leche, la lanolina natural o la miel, y preferentemente de animales que se han cuidado con métodos de ganadería ecológica.
- Las materias primas vegetales están permitidas siempre que sean auténticas, no procedan de especies protegidas o amenazadas, y no se cause ningún daño ecológico en su extracción o transporte.
- Las materias primas minerales están permitidas, siempre y cuando se usen por sus propiedades intrínsecas, y cuando en sus procesos de extracción no se haya generado destrucción del medio ambiente, polución del agua, la tierra o el aire.

⇨

- Los tensioactivos y los emulsionantes, empleados para homogeneizar las mezclas, sólo están permitidos en pequeñas cantidades y siempre que procedan de materias primas vegetales renovables.
- Están permitidos los conservantes naturales y las réplicas obtenidas en laboratorio, pero siempre que éstas sean idénticas a las naturales.
- Algunos conservantes pueden estar autorizados si figuran en la lista INCI de ingredientes permitidos. Es el caso del fenoxietanol, pero sólo para la conservación de ingredientes, no para el producto final.
- No se pueden usar sustancias susceptibles de provocar reacciones alérgicas e irritantes, o que causen alteraciones hormonales o sobre las que pese la más mínima sospecha de ser cancerígenas.
- Los ingredientes procedentes de las biotecnologías, como cultivos celulares y fermentación con microorganismos, están autorizados en la composición de los cosméticos siempre que su obtención se realice a partir de materia prima vegetal o animal, sin incluir organismos modificados genéticamente.
- En la fabricación de los cosméticos se puede usar cualquier tipo de agua, de ósmosis, de manantial, mineralizada, siempre que sea potable.
- Los procedimientos de fabricación usados deben ser simples y no contaminantes, así como emplear productos biodegradables siempre que sea posible.
- Los materiales utilizados en los envases deben proceder de fuentes renovables y se han de poder reciclar tras haber sido utilizados.
- Para los embalajes secundarios o sobre embalajes se recomienda el uso de materiales reciclables, no contaminantes. En los embalajes primarios no se permite el uso de poliestireno expandido ni PVC.
- Las referencias al organismo de certificación y a la denominación como natural o ecológico deben aparecer en el etiquetado de los productos de forma agrupada para facilitar su identificación.
- Se ha de favorecer la comprensión de los componentes utilizando el idioma del país donde se comercializa el producto.
- Las materias primas ecológicas deben ser almacenadas separadamente de las que no lo son.
- En los productos terminados se deben separar físicamente los que son de fabricación ecológica de los que no lo son.

EL PROBLEMA DE LA PUBLICIDAD ENGAÑOSA

Imaginemos un sendero de montaña, un torrente de aguas cristalinas o si se quiere una playa rocosa y desierta sobre la que golpean las olas, y en tan formidable estampa, la imagen de una joven esbelta y escultural, con los cabellos removidos por la brisa, unos movimientos gráciles y elegantes y una sonrisa de felicidad en su semblante. Puede corresponder perfectamente a un anuncio de un producto cosmético, tal vez un perfume, un desodorante, un champú, una crema facial o un protector solar. A la imagen de naturaleza virginal se añade el enunciado del mensaje, en el que los términos natural, puro y fresco no pueden faltar. Este tipo de anuncios abundan en las revistas y los *spots* televisivos. Muchos de ellos hacen hincapié en el origen natural de sus ingredientes, sean aceites, plantas, minerales o extractos, con mensajes del estilo «complemento de belleza con ingredientes naturales, a base de bioflavonoides de uva y de arándano». El problema es que en el mejor de los casos estos ingredientes naturales, sean isoflavonas de soja, extractos de algas, aceites de onagra o de rosa mosqueta, pueden suponer una pequeña, por no decir anecdótica, parte en la composición global del producto, en el que realmente suelen dominar los componentes derivados del petróleo y los elementos de síntesis obtenidos en laboratorio.

Por otro lado, buena parte de la publicidad en cosméticos tiende a exagerar hasta límites incluso cómicos la eficacia de sus productos. Cremas que eliminan las arrugas o las adiposidades en cuestión de pocas semanas o por la noche mientras se duerme, aceites faciales que rejuvenecen en pocos días, champús que eliminan la caspa al primer aclarado, desodorantes que hacen perdurar un aroma supuestamente arrebatador durante horas. En estos *spots* se llega a recurrir a trucos visuales más o menos conseguidos, en los que pieles arrugadas o faltas de tersura se encienden por arte de magia al entrar en contacto con la crema o loción milagrosa de turno. Son a veces anuncios grotescos, en los que el usuario de un determinado desodorante, jabón, gel o perfume, generalmente un varón joven, hace enloquecer a un tropel de hermosas jovencitas que, seducidas por la fragancia que exhala al pasar, se precipitan a su encuentro. Se trata en tal caso de presentar personajes corrientes que por el mero hecho de aplicarse el producto cosmético en cuestión, se transforman en irresistibles y provocan furor a su paso.

La cosmética natural encaja mal con este tipo de publicidad sensacionalista y engañosa, y en los mensajes publicitarios tiende a mostrarse más cauta en sus promesas. Pero sobre todo, las marcas de este sector conciben como un intrusismo inaceptable el abuso que determinadas empresas de cosmética convencional hacen de la utilización de los términos natural y ecológico o del prefijo bio. Muchas veces informaciones imprecisas pueden dar a entender al consumidor potencial que un determinado producto es natural al cien por cien, cuando lo cierto es que no es así. Puede ser que una marca se ajuste bastante a los criterios de producción ecológica de un producto, pero que en su presentación publicitaria se omitan detalles importantes sobre su composición, y que ésta acabe integrando ingredientes no permitidos. Por ello un aval resulta una herramienta útil, que ayudará al consumidor concienciado a poder elegir con arreglo a sus principios.

TORRE DE BABEL

Antes de seguir adelante, cabe clarificar los términos ecológico, orgánico y natural, para evitar que se produzcan confusiones. Lo que en castellano definimos como «cosmética natural», en inglés se conoce también como «natural», en alemán como «Naturkosmetik», en cambio en francés sería «ecologique». Por su parte, cuando el 95% de los ingredientes proceden de la agricultura ecológica, en castellano nos referimos a «cosmética ecológica» —y más raramente también a «orgánica»—, en los países de habla francesa la definirían como de «ecologique et biologique», en alemán como «biokosmetik» y en cambio en inglés como «organic».

LOS SELLOS Y SUS DIFERENCIAS

Cuatro son las principales certificaciones que funcionan actualmente en la Unión Europea, y de ellas nos ocuparemos a continuación. Como es mucho más lo que tienen en común que lo que les separa, era preferible, y así lo estaba esperando desde hace años el sector, que se acabara llegando a un acuerdo para unificar las certificaciones en el contexto europeo a una sola, a fin de poner un poco de orden en el mercado y facilitar las cosas al potencial consumidor.

En Europa los ciudadanos pueden encontrarse con cuatro sellos: BDIH en Alemania, Ecocert en Francia, Soil Association en el Reino Unido y AIAB en Italia. A estos cuatro se pueden añadir tres más, el belga BioForum (Eco Garantie), el italiano CCPB y el internacional NaTrue, estrechamente vinculado con BDIH. En España, la mayoría de productos cosméticos de fabricación propia se acogen al sello francés Ecocert, mientras las marcas extranjeras, como alemanas, italianas o británicas que se venden en nuestro país mantienen sus sellos de origen.

DESDE ALEMANIA: BDIH

 Es junto a Ecocert el sello de cosmética ecológica más importante de Europa por la gran cantidad de productos que ya tiene avalados, que superan los 7.500 y, por supuesto, el de mayor influencia en su país. Lo impulsó la Asociación Federal Alemana de Empresas Industriales y Comerciales Farmacéuticas de Productos Cosméticos, creada en 1951. En 1996 se estableció un primer esbozo de buenas prácticas que años más tarde derivó en este sello de garantía ecológica. El sello BDIH certifica productos naturales y ecológicos.

Sus criterios se resumen en los puntos siguientes:

- Los ingredientes proceden de materias primas naturales, animales o vegetales.
- Da prioridad a los vegetales de cultivo ecológico, aunque no se rechazan otras alternativas en función de la disponibilidad.
- Los emulgentes han de ser de origen vegetal, obtenidos con técnicas no corrosivas, como la hidrólisis, la hidrogenación o la esterificación, de las sustancias siguientes: ceras, aceites, grasas, lecitina, lanolina, monosacáridos, oligosacáridos, proteínas y lipoproteínas. Quedan vetados los emulgentes por etoxilación (proceso químico en el que a los ácidos grasos se les agrega óxido de etileno para hacerlos más solubles en agua).

- Los conservantes han de tender a ser lo más afines posible a los que se encuentran en la naturaleza. Se permite, sin embargo, el uso de algún conservante suave, como el ácido benzoico, el ácido ascórbico o el ácido salicílico y sus sales, pero de forma muy limitada, y, en tal caso, su uso debe estar expresamente especificado en el envase.

- Se admiten pruebas sobre personas voluntarias para evaluar la eficacia de un producto y está permitido el cultivo de células.

- Se permite el uso de sales inorgánicas como el sulfato de magnesio y los ingredientes minerales, con algunas excepciones.

- Se disponen de listas de sustancias prohibidas y permitidas, al alcance de quien desee consultarlas.

- Se prohíbe el uso de productos derivados del petróleo como siliconas y parafinas, de colorantes o perfumes de síntesis.

- Se prohíben los emulgentes químicos y la técnica de irradiación o tratamiento radioactivo.

- Están vetadas las materias primas modificadas genéticamente y las de origen animal, a excepción de las obtenidas de animales vivos, que no se sacrifican ni perturban.

- Se prohíbe la experimentación con animales.

Aparte de estos criterios, el sello alemán recomienda otros suplementarios, como que se aporte una información adecuada y completa de los ingredientes y que se certifique la responsabilidad ambiental en el proceso de obtención y manipulación de las materias primas. Lo mismo cabe decir de la responsabilidad empresarial con respeto a los trabajadores y suministradores de las materias primas, incluidos los proveedores desde países en desarrollo.

DESDE FRANCIA: ECOCERT

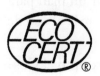

Es sin duda uno de los sellos más conocidos y difundidos en Europa. Promovido por una organización no gubernamental francesa, cuenta con delegaciones hasta en 50 países, incluido España, a través de Ecocert Ibérica, antes

Ambicert. Certifica cosméticos naturales y también ecológicos u orgánicos, ofreciendo una depurada información sobre las diferencias entre ellos. Por su gran implantación en Europa, cuenta ya con casi 80 mil productos certificados.

Para Ecocert un cosmético natural es aquel que contiene en un 95% ingredientes naturales, incluido el agua, que debe ser también de origen natural. El 5% restante puede estar compuesto por ingredientes de síntesis, pero siempre y cuando figuren dentro de la restrictiva relación de sustancias permitidas. Por otro lado, un mínimo del 5% de todos los ingredientes deben proceder de la agricultura ecológica, pero ha de representar al 50% de los ingredientes vegetales.

La cosmética ecológica, por su parte, quedará certificada como tal cuando un mínimo del 95% de sus ingredientes sea de origen natural y el restante 5% puede estar compuesto de ingredientes de síntesis, que como en el caso anterior, figuren en la citada relación de sustancias permitidas. La diferencia radica en que aquí la procedencia de agricultura ecológica debe superar el 10%, implicando hasta el 95% de las sustancias vegetales.

Otros criterios destacables son:
- El empleo de fuentes de energía renovable en la producción y manipulación de los productos cosméticos.
- El uso de envases biodegradables y reciclables.
- La separación selectiva entre el cartón, el papel, el vidrio y otros materiales en el manejo de los desechos.
- Los ingredientes que proceden de la agricultura ecológica deben estar señalados con un asterisco en la lista INCI, especificando esta procedencia.
- Los porcentajes de sustancias de origen natural y las de origen ecológico deben quedar perfectamente señalados.
- Las empresas que aspiren al sello Ecocert deben elaborar un plan para mejorar el uso de energía con el fin de recurrir cada vez más al uso de energías renovables.
- No debe figurar ningún otro logo junto al de Ecocert (excepto el Cosmebio), para evitar confusión.

Pero a parte del control sobre el producto acabado, el etiquetaje y el embalaje utilizado, Ecocert centra su atención también en el fabricante, procediendo a una vigilancia del almacenamiento y transporte de los productos, la higiene y limpieza de los ámbitos de fabricación y la gestión de residuos y emisiones. Promueve la separación selectiva de cartón, vidrio, papel y otros materiales, obliga a reciclar o a tratar los desechos que se generan en el proceso de fabricación y transporte, y a la destrucción específica de aquellos materiales no reutilizables por parte de una empresa especializada.

Ecocert se somete a un comité de certificación imparcial, que responde de la eficiencia del control que ejerce sobre los productos. Cuando una empresa o marca se distancian de los criterios de certificación, pero sigue luciendo este sello, recibe una amonestación de Ecocert, que le invita a retirar el sello de sus envases.

Ecocert Ibérica ofrece todos los servicios y asesoramiento de este organismo de certificación en toda España y en Portugal.

COSMEBIO, UN SELLO DE REFUERZO

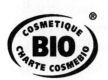 Creada en 2002, Cosmebio es la Asociación Profesional Francesa de Cosmética Biológica y Ecológica. Agrupa a productores y proveedores de materias primas, distribuidores, laboratorios y profesionales del sector, implicados en la promoción de este tipo de cosmética. Cuenta con dos niveles de aval, el «Bio», identificado con un logotipo de color verde, para aspirar al cual se debe garantizar que un mínimo del 95% de la composición ha de ser natural y el 10% de origen ecológico, siendo los ingredientes vegetales ecológicos en un 95%. El segundo aval, «Eco», con logotipo de color azul, debe asegurar que un mínimo del 95% de los ingredientes sea de origen natural, pero sólo 5% de los ingredientes del producto acabado es también biológico, con un 50% de los ingredientes vegetales de cultivo biológico.

Para Cosmebio, la selección, producción y transporte de las materias primas debe hacerse respetando el medio ambiente, no se permite la experimentación con animales y se exige que los envases y embalajes sean biodegradables o puedan ser reciclados. Y postula asimismo una responsabilidad social hacia los productores de materias primas, favoreciendo el desarrollo sostenible y el comercio justo con los países en vías de desarrollo. Como no es propiamente un organismo de certificación, para poder adherirse a la asociación Cosmebio y beneficiarse de sus sellos de garantía ecológica, es preciso antes haber recibido la certificación de un organismo independiente e imparcial, como el citado Ecocert.

DESDE EL REINO UNIDO: THE SOIL ASSOCIATION

Fundada en 1964 por un colectivo de granjeros sensibilizados en la protección de la naturaleza, esta organización no gubernamental británica controla y promociona la agricultura orgánica y sostenible. Junto a los productos agrícolas y ganaderos, desde el 2002 se ocupan también de los productos de cosmética y aseo personal, pero sólo certifican los que puedan ser considerados orgánicos o ecológicos. Ya en el año 2007 en el Reino Unido se producía casi el 20% de los nuevos productos de cosmética ecológica de toda la UE, y todos ellos venían marcados con el sello de la Soil Association. Hasta la fecha tenían certificados unos 2.600 productos.

El concepto orgánico involucra a todos los aspectos de la producción y distribución, interrelacionando el suelo y los frutos que nos ofrece con el consumidor final. Establece unos principios generales a los que la Soil Association se compromete, como son, entre otros, producir comida de alta calidad y en cantidad justa y suficiente, mantener la fertilidad y biodiversidad de los espacios que se explotan, maximizar el uso de recursos renovables, potenciando además el reciclaje, minimizar la polución y fomentar la información destinada al consumidor sobre los ingredientes y los métodos empleados en la elaboración de sus productos.

Disponen de dos niveles de certificación, el que viene marcado como «organic», donde, en efecto, hasta un 95% de los ingredientes usados en el producto son de origen ecológico, y el que viene marcado con la indicación «with organic ingredients», donde al menos el 70% o más de los ingredientes son de producción ecológica. Ello implica no sólo el producto final, sino también el proceso de fabricación, conservación y embalaje.

El resto de ingredientes, que en ningún caso pueden ser de manipulación genética o transgénicos —GM—, pueden ser sintéticos si se demuestra que no existe posibilidad de hallar un sustituto ecológico, y en cualquier caso, la sustancia debe figurar en la restrictiva lista de sustancias permitidas, como también ocurre con los dos sellos anteriores. Sólo los productos «cien por cien ecológicos» cuentan con el aval que lo acredita.

Se permite el uso de modificadores de viscosidad, antioxidantes y otros aditivos siempre y cuando quede debidamente justificado ante la asociación. Lo mismo cabe decir de ciertas sustancias minerales, como arcillas, yesos y sales minerales, de determinados agentes antimicrobianos —que evitan la contaminación del producto durante su vida útil— como los ácidos benzoico y sórbico y sus sales o el acetato sódico, entre otros. El agua empleada en el proceso de producción tiene que ser potable y se debe especificar de dónde procede y cómo está tratada.

DESDE ITALIA: AIAB

 L'Associazione Italiana per l'Agricoltura Biologica agrupa productores, técnicos y consumidores interesados en la promoción de la agricultura biológica y la sostenibilidad del modelo agrario. Nació el año 1982 como la «Commisione Nazionale Cose Biologico», con la adhesión de organizaciones de consumidores y productores agrícolas. En el 95 se le sumaron entidades y asociaciones ecologistas y en el 98 se convirtió en el primer organismo nacional de control de la producción biológica, incluidos ya los cosméticos. En el año 2002, las estructuras asociativa y de control del organismo se separan, actuando de forma independiente. El control y certificación de los productos se hace a través de un organismo externo que, una vez certifica que el producto reúne las condiciones exigidas, permite aspirar al logo de AIAB.

Todos los ingredientes deben ser de origen natural, y siempre que sea posible han de ser de cultivo ecológico. Por contra, todas las sustancias sobre las que existan dudas sobre su origen o su toxicidad están vetadas, así como las que proceden de animales muertos o sometidos a experimentación y las que figuran en una larga lista de sustancias prohibidas. En cambio, sí están permitidos aquellos productos que se han sometido a pruebas de tolerancia con voluntarios humanos.

NATRUE, LA UNIÓN HACE LA FUERZA

 NaTrue es una asociación internacional sin ánimo de lucro, creada en 2008 y consagrada a los productos cosméticos, con sede oficial en Bruselas, Bélgica. Su principal meta es la promoción de los cosméticos naturales en el cuidado de la piel, actuando como un lobby activo en defensa de los cosméticos realmente naturales y ecológicos y denunciando a aquellos que se publicitan como tales sin serlo.

La asociación, impulsada esencialmente por los fabricantes alemanes con sello BDIH, proclama los mismos principios generales de las otras certificaciones: el rechazo de los perfumes y aromas sintéticos, de los derivados del petróleo y de los organismos modificados genéticamente, así como el veto a la irradiación y a la experimentación con animales, y persigue alcanzar un acuerdo sobre un patrón de certificación aplicable en todo el mundo.

Entretanto, NaTrue certifica los productos cosméticos a tres niveles. El primero corresponde a la cosmética natural, en el que todos los ingredientes, sean vegetales, animales —a excepción de los derivados de animales muertos— y minerales sean naturales o cercanos a lo natural. Un segundo escalafón lo constituye la cosmética natural con ingredientes ecológicos, en donde el contenido de sustancias naturales ha de superar el 15%, y de ellas hasta un 70% deberían proceder del cultivo ecológico. Y, por último, el eslabón más estricto corresponde a la cosmética ecológica, en la cual más de un 20% de su composición debe ser natural, y dentro de ésta un 95% ha de proceder de cultivo ecológico. Solo una reducida categoría de productos puede aspirar a este tercer sello, lo cual supone un desafío para los fabricantes de cosmética ecológica. Por otro lado, las sustancias semejantes a las naturales, como es el caso de conservantes, emulgentes o pigmentos inorgánicos sólo se pueden usar si el equivalente natural es demasiado costoso de obtener.

ECO-LABEL: LA ETIQUETA ECOLÓGICA EUROPEA

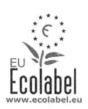

La etiqueta de Eco-Label, que tiene como símbolo una flor, es bien conocida por el gran público. Es la etiqueta ecológica de la Unión Europea, que intenta destacar los productos con mejores cualidades ambientales dentro de su sector (detergentes, electrodomésticos, colchones, pinturas, papel, bombillas, televisores, lavadoras). Para ser beneficiarios de esta etiqueta los productos han de cumplir con una serie de criterios, que abarca todo el ciclo de vida del producto, desde su producción y uso hasta su eliminación final como residuo, pero su nivel de exigencia no es muy alto. Dentro de los productos de cosmética e higiene personal, la etiqueta europea se ocupa sólo de los productos de mayor uso, como geles, jabones y champús. El problema es que los productos que obtienen la flor europea no podrían obtener ninguna de las certificaciones privadas de la cosmética natural y ecológica, por ser éstas mucho más estrictas. Contener ingredientes derivados del petróleo no es un impedimento para adornarse con la flor.

SELLO	NATURAL	NATURAL ECOLÓGICO	ORGÁNICO O ECOLÓGICO
ECOCERT	95% ingredientes naturales 5% síntesis permitidos 5% agricultura bio (50% vegetales bio)		95% ingredientes naturales 5% síntesis permitidos 10% agricultura bio (95% vegetales bio)
COSMEBIO	95% ingredientes naturales 50% vegetales bio		95% ingredientes naturales 50% vegetales bio
NATRUE	ingredientes naturales (no límite máx y min).	15% ingredientes naturales (70% cultivo bio)	20% de ingredientes naturales 95% con certificación bio
SOIL ASSOCIATION		70% ingredientes orgánicos	95% ingredientes orgánicos
BDIH	uso de materias primas vegetales, preferentemente de cultivo ecológico. Lista de sustancias permitidas y prohibidas.		

OTROS SELLOS CON INFLUENCIA

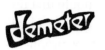 El sello **Demeter**, muy implantado en productos de dietética y alimentación ecológica, también se ocupa de los cosméticos, en especial de los aceites esenciales. Exige que al menos el 90% de la composición del producto sea de elaboración ecológica y biodinámica, es decir, que siga los métodos desarrollados por Rudolf Steiner y Maria Thun, que se caracterizan por tener en cuenta los ritmos cósmicos. Se fundó en 1997 y hoy día representa a más de 3.500 productores de unos 40 países.

 BioForum es la asociación belga que ofrece el sello privado **EcoGarantie**, para productos con ingredientes naturales, sean ecológicos o no, y BioGarantie, para los que son estrictamente ecológicos. Esta asociación, fundada hace 25 años, se dedica principalmente a promocionar la agricultura biológica, y entre los productos que ha certificado se encuentran muchos del ámbito de la higiene y la cosmética natural.

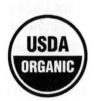 Por su parte en los Estados Unidos, uno de los sellos con mayor repercusión es sin duda **USDA Organic**. Establece tres niveles de exigencia. Los productos cuyos ingredientes puede probarse que son íntegramente ecológicos, el etiquetado muestra la frase «100% Organic». Cuando la proporción de ecológicos alcanza el 95%, la indicación es «Organic». Y finalmente aquellos productos que pueden garantizar una proporción entre el 70 y el 94% de ingredientes ecológicos —sin incluir agua y sal— muestran la frase «Made with Organic Ingredients» en su etiquetado.

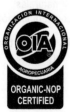 En Argentina, por su parte, los productos de cosmética natural y ecológica pueden acogerse a la certificación que proporciona la organización OIA (Organización Internacional Agropecuaria), que es un organismo privado que ofrece un servicio de certificación de alta calificación.

OIA verifica que los cosméticos no hayan sido testeados en animales, privilegiando que los ingredientes provengan de sistemas renovables, y transformados por procesos amigables con el medio ambiente, en lugar de usar ingredientes derivados del petróleo, siliconas o aceites minerales.

De la misma manera que las certificaciones europeas, ofrece dos programas: la cosmética natural y la orgánica o ecológica. Ésta exige que el 95% de los ingredientes proceden de sistemas ecológicos certificados.

ARMONIZACIÓN DE CRITERIOS: EL SELLO COSMOS

Para evitar la lógica confusión de los consumidores y también de los fabricantes de cosméticos naturales ante tal diversidad de sellos, las principales entidades certificadoras han unificado sus criterios para crear un sello común, el COSMOS (Cosmetic Organic Standard).

Las asociaciones más influyentes en Europa (Ecocert, BDIH, Soil Association, AIAB, Cosmebio y BioForum) han trabajado desde 2008 para sacar a la luz esta nueva certificación, que ha compilado, no sin dificultades, los distintos criterios propugnados por las diferentes asociaciones involucradas. COSMOS ofrece dos niveles de certificación:

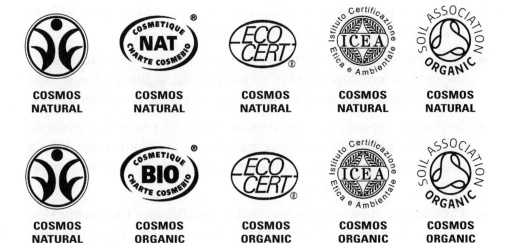

COSMOS NATURAL

El primer nivel corresponde a la cosmética natural, en donde no existe obligación de incorporar ingredientes ecológicos, excepto en el caso de aquellos productos en los que sea necesario que los posean para asegurar su calidad, pero sin necesidad de cuantificar los porcentajes.

COSMOS ORGANIC

El segundo nivel, el de la cosmética ecológica u «orgánica», en la terminología anglosajona, se refiere a los productos que contienen al menos un 95% de ingredientes procedentes de la agricultura o ganadería con algún aval reconocido de producción ecológica. Estos ingredientes se habrán tenido que obtener por métodos de extracción permitidos y las moléculas derivadas de síntesis química deberán proceder en su totalidad de sustancias naturales.

Otros principios básicos de las certificación COSMOS son:

- Está prohibido el uso de ingredientes genéticamente modificados o derivados de sustancias transgénicas.

- No se pueden utilizar las técnicas de irradiación gamma y rayos X.

- Están prohibidas las materias primas procedentes de animales muertos o sometidos a experimentación. Sólo se permite el uso de partes de animales o de productos producidos por ellos siempre que no se les haya ocasionado daño alguno para su obtención.

- Aplicando el principio de precaución, se veta el uso de ingredientes o dispositivos tecnológicos sobre los que se tenga alguna evidencia científica de que puedan constituir un riesgo para el medio ambiente.

- Se pueden emplear minerales cuando sean puros y naturales, y cuando se pueda asegurar que para su extracción no se ha provocado ningún daño al ecosistema. No obstante estos ingredientes no se podrán contabilizar como ecológicos.

- Cuando una empresa produzca productos certificados y no certificados, los diferentes procesos de fabricación deben estar debidamente separados unos de otros para prevenir el riesgo de posible contaminación de los ingredientes ecológicos. Y en todo el proceso estos componentes pueden ser examinados para certificar su pureza.

- Se autorizan como procesos de extracción la presión en frío, la centrifugación, la destilación, decocción, maceración e infusión, la liofilización, la extracción por vapor, la ultrafiltración y la cristalización, entre otros. Por contra quedan vetados, entre otros, los procesos de radiación ionizante, la etoxilación, la sulfonación o los tratamientos con mercurio y etileno.

- Cosmos hace hincapié en los procesos de envasado y la generación de residuos, que propugna reducir al máximo. Se busca minimizar los impactos de estos envases durante su vida útil, con la reducción de los materiales utilizados, potenciando aquellos que puedan ser reciclados o aún mejor, reutilizados.

- Se espera que con el tiempo, este aval unitario acabe por reemplazar a los otros existentes, pero entretanto, deberán convivir.

COMERCIO JUSTO: COSMÉTICA SOLIDARIA

Las relaciones comerciales entre los llamados países del Norte, que poseen los mayores avances tecnológicos y dictan las normas del comercio internacional a través de sus empresas transnacionales y su influencia determinante en los organismos internacionales, y los países del Sur, suministradores de materias primas, están muy lejos de ser justas y equitativas.

Es el Norte el que controla los flujos de dinero y mercancías con una perversa tendencia que lleva a los países del sur a pagar cada vez más por los recursos tecnológicos y el capital, a cambio de unas materias primas y una mano de obra, por las que, en muchos casos, cobran cada vez menos.

Por otro lado, las grandes multinacionales de la alimentación se aseguran enormes reservas de materias primas. A través de monocultivos y la extensión de los cultivos transgénicos convierten al agricultor del Sur, y también en muchos casos al del norte, en un asalariado marginal dentro del mercado mundial de alimentos, sin ninguna posibilidad de decidir sobre su futuro y el de sus tierras. Como se afirma desde la organización no gubernamental GRAIN, que trabaja apoyando a campesinos y agricultores en pequeña escala, apenas diez grandes corporaciones internacionales de la agroindustria controlan más de la mitad del mercado global de semillas. Algunas de estas empresas están ligadas a la industria militar y a la producción de pesticidas y otros tóxicos agrícolas.

Como respuesta a esta situación, algunas organizaciones no gubernamentales promovieron hace ya varias décadas el llamado Comercio Justo. Es un sistema comercial basado en la transparencia, el diálogo y el respeto, que busca una mayor equidad en las relaciones comerciales entre los países, dando una especial importancia a la justicia social y al respeto al medio ambiente. Su objetivo primordial es que los suministradores de materias primas de los países del Sur reciban una remuneración justa por su trabajo y por los productos que exportan, que respete sus derechos y les permita llevar una vida digna.

Los principios del Comercio Justo se resumen en estos puntos:

- Salarios y condiciones laborales dignos para los trabajadores del Sur, organizados estos en asociaciones, cooperativas o grupos que funcionan con sistemas democráticos.

- Protección de los derechos elementales de las personas.

- Igualdad entre mujeres y hombres.

- Rechazo taxativo de la explotación de menores.

- Elaboración de artículos de calidad, producidos con prácticas que no dañan el medio ambiente.

El Comercio Justo funciona además como una corriente comercial alternativa, que vincula a organizaciones del Norte y el Sur en un objetivo común, el de mejorar las condiciones de acceso al mercado de los productores del Sur, luchando al tiempo por cambiar las injustas normas comerciales que aún perduran. Las organizaciones del Norte no se limitan a ofrecer medios y recursos para mejorar las condiciones de vida de los productores del Sur, sino que también participan activamente en la comercialización de sus productos a través de la importación y distribución en los mercados del Norte y en la difusión y concienciación de sus principios.

El Comercio Justo se ha convertido con los años en una herramienta decisiva para la cooperación al desarrollo. La presencia de estos productos ya ha trascendido de los ámbitos reducidos de las ONG de desarrollo, y ya es posible encontrarlos en comercios de muy diversa naturaleza. Un público amplio se ha familiarizado con ellos y conoce su significado.

Los artículos de Comercio Justo son hoy día ciertamente muy variados. Para hacerse una idea de la oferta basta con visitar alguna de las tiendas de Comercio Justo que algunas ONG, como Intermón Oxfam, tienen en muchas ciudades españolas. A objetos de cerámica, adornos, libretas, velas o incensarios, se suman tejidos, ropas, alfombras, juegos y alimentos, en especial café, té, galletas y chocolate. Y no faltan tampoco algunos cosméticos.

La propia ONG Intermón comercializa bajo la marca Natyr una completa gama de productos para la higiene y el cuidado personal de toda la familia. Algunas empresas, como The Body Shop, Logona, Dr. Hauschka, Anne Marie Börlind o Weleda también incorporan en su catálogo productos de Comercio Justo, elaborados con la participación de cooperativas. Además tratan en general de ser equitativos a la hora de mantener relaciones comerciales, un principio que forma parte de algunas certificaciones, como hemos visto. Otra firma que apuesta por la cosmética de Comercio Justo y además ecológica es la empresa india Himalaya, distribuida en España por Natural Sensia, que cuenta con una gama de cremas y lociones faciales y corporales y una pasta dentrífica.

Cosmética natural en casa
80 recetas caseras

Pronto veremos (pág. 175) que disponemos de una gran diversidad de marcas que ofrecen todos los productos necesarios para la higiene y la belleza personal y que obtenerlos es fácil a través de los comercios ecológicos físicos o de las tiendas virtuales. Pero forma parte de la cultura ecológica, los hábitos sanos y el estilo de vida natural el aprovechar todo el bagaje de conocimientos que se han transmitido de generación en generación y que permiten elaborar en casa nuestras propias soluciones de higiene personal. Es una opción que promueve la autonomía personal y la autoestima, y que además profundiza en el conocimiento de las materias primas naturales. Se obtiene un placer profundo al convertirse uno mismo en alquimista capaz de transformar las sustancias naturales en productos que cuidan el cuerpo y el alma.

Hoy día, ante la apabullante oferta de productos cosméticos que se pueden encontrar en los comercios, con artículos de todos los precios, formulaciones, aromas y texturas posibles, dedicarse a estos menesteres no responde a una necesidad imperiosa, sino a una inquietud sincera por recuperar unos hábitos que se van perdiendo irremisiblemente, por experimentar nuevas sensaciones a través del contacto con los elementos naturales.

A todo ello cabe añadir una razón más, que muchos percibirán como muy acertada y realista, el ahorro, puesto que la compra de productos cosméticos de forma periódica tiene un coste nada desdeñable. Preparárselos uno mismo puede suponer en efecto una economía importante.

Pero antes de entrar en las diferentes propuestas caseras es preciso hacer un inciso para hablar del principal destinatario de todos estos cuidados que no es otro que nuestra piel.

LA PIEL, NUESTRA CARTA DE PRESENTACIÓN

Muchas veces se ha dicho que la piel es nuestro más preciado vestido de gala. De su aspecto se puede llegar a inferir mucha información sobre nuestra persona, desde el estado de salud general, al tipo de vida que llevamos o algunas de las aficiones que más nos ocupan y entretienen. La piel es, en cierto modo, una primera carta de presentación, que habla de nosotros tanto a nivel físico como también psíquico. En la piel quedan reflejados los excesos y las tribulaciones de la vida diaria, el agotamiento, el estrés, las preocupaciones y, por supuesto, los problemas de salud. A través de la piel transmitimos sensaciones y emociones al mundo exterior, y es también a través de ella que recibimos gestos de amor y de amistad de quien nos ama o nos aprecia.

El tono o color, la elasticidad, la aparición de manchas, arrugas, sequedad, exceso de grasa, etc., son señales que van asociadas al inevitable envejecimiento o que indican algún posible trastorno, provocado por causas externas —alergias, golpes, picaduras— o internas —estrés, ansiedad, enfermedades hepáticas o renales, una inadecuada alimentación—. Por ello resulta tan importante mantener la piel sana y cuidada. Es una buena manera de prevenir algunos de estos trastornos.

> *La piel es el más fiel indicador de nuestro estado físico y anímico.*

La piel, que en una persona adulta suele tener una superficie de dos metros cuadrados, es el mayor órgano de nuestro cuerpo. Es una membrana que está en constante renovación. Cuando unas células mueren son reemplazadas por otras nuevas, de tal manera que cada cuatro semanas aproximadamente la totalidad de las células ha sido renovada en un proceso que no deja de funcionar. Esta membrana no tiene un grosor uniforme a lo largo y ancho del cuerpo y también el color varía de forma sustancial.

En la piel se distinguen tres capas:

- **La epidermis** es la más externa, que a su vez consta de subcapas, que van aflorando a la superficie conforme van madurando. La parte más superficial es la capa córnea. En la capa basal de la epidermis se hallan las células responsables de la pigmentación o melanocitos, que son más numerosas en determinados puntos del cuerpo, como la cara y los brazos.

- **La dermis** es la capa intermedia, que a diferencia de la anterior, sí está atravesada por una compleja red de vasos sanguíneos. En ella residen las distintas glándulas secretoras, como las sudoríparas, responsables de la secreción del sudor, las que contienen elastina y son responsables de la elasticidad o las que contienen colágeno y confieren resistencia a la piel.

- **La hipodermis** es la capa más interna, la que está en contacto con los músculos y los huesos, según el caso. Es la responsable de regular la temperatura del cuerpo y actúa además como de colchón a la hora de amortiguar el impacto de golpes o caídas.

Debemos distinguir entre glándulas sudoríparas y sebáceas. Las primeras son las responsables de secretar el sudor y están distribuidas por todo el cuerpo. En las zonas donde la piel es más gruesa como las plantas de las manos y de los pies o en aquellas zonas donde se da más transpiración como son las axilas son más abundantes las glándulas sudoríparas ecrinas, que segregan un humor transparente y casi inodoro. Por otro lado, también en las axilas, en los genitales o en torno al pezón, se encuentran las glándulas sudoríparas apocrinas, que segregan un sudor más espeso a causa de su contenido en proteínas y agentes bacteriales.

Las glándulas sebáceas, por su parte, son las encargadas de lubricar la piel y de prevenir la desecación con la segregación de sebo, que además tiene una función antibacterial.

Prácticamente toda la superficie de la piel está recubierta de pelo o vello, a excepción de los labios y partes de los genitales.

Las funciones de la piel

Conocida de forma sucinta cómo está constituida nuestra piel, cabe prestar atención a sus múltiples e indispensables funciones:

- Tiene un efecto protector contra las agresiones que vienen del exterior, en forma de infecciones, golpes, cambios de temperatura, radiación, frío, etc.

- Mantiene la humedad y la temperatura corporal. Esta función se acciona a través de la vasta red de vasos sanguíneos que cuando se dilatan pierden calor y cuando se comprimen —vasoconstricción— acaparan ese calor para combatir la falta del mismo en el exterior.

- Protege de las radiaciones solares gracias a la acción de la melanina.

- Facilita la absorción de oxígeno y provitamina D.

- Contribuye a la eliminación de toxinas a través del sudor.

- Absorbe oxígeno y apoya a los pulmones en su función respiratoria.

- Acumula la energía que proceden de los alimentos que ingerimos.

- Tiene una función primordial en la recepción de estímulos a través del tacto. La piel nos hace sensibles a los mensajes gratos y también a los desagradables o dolorosos.

- Combate el desarrollo de gérmenes nocivos gracias a su naturaleza ácida.

Los factores que dañan la piel

Los múltiples factores que pueden dañar de forma puntual o progresiva a nuestra piel:

- Un exceso de exposición a los rayos del sol. Los rayos ultravioletas, invisibles al ojo humano, son los responsables de que podamos broncear nuestra piel, pero también de las peligrosas y a veces dolorosas quemaduras solares.

- Una falta de hidratación. La piel precisa de un aporte de agua importante a lo largo del día para mantenerse sana. Como media, ha de estar en torno a los dos litros de líquido, mejor si es agua pura.

- La contaminación atmosférica generada por los gases que emiten los tubos de escape de los automóviles, los humos de las chimeneas de las industrias, las calefacciones y los aires acondicionados resecan e irritan la piel. No menos dañinos son los pesticidas y herbicidas utilizados en los cultivos, o los insecticidas empleados en el hogar.

- El efecto dañino de los radicales libres presentes en el aire.

- El abuso del tabaco y el alcohol. Éste último supone un obstáculo a la correcta asimilación de vitaminas y minerales, indispensables para la salud de la piel.

- Unos hábitos alimenticios inadecuados, con una toma excesiva de alimentos ricos en grasa y azúcares, contribuyen a acelerar el envejecimiento cutáneo.

- La sobreacumulación de toxinas puede favorecer la aparición de impurezas en la piel, como granos, eccemas o forúnculos.

- El estrés, la ansiedad, los estados de irritabilidad nerviosa constante también suponen un factor negativo para la salud de nuestra piel.

- Los cambios bruscos de peso, muchas veces a causa de dietas adelgazantes rigurosas o inadecuadas, pueden provocar flaccidez en la piel y generar bolsas.

- Las alergias por polen o por la presencia de ácaros pueden provocar erupciones cutáneas y urticarias que dañan la piel.

- Heridas, desgarros, quemaduras solares o picaduras de insectos infligen daños de mayor o menor envergadura a nuestra piel.

Los productos cosméticos nos ofrecen muy diversas opciones para proteger, regenerar, hidratar y recuperar la piel dañada por efecto del paso de los años, la oxidación celular, el resecamiento o por los daños infligidos por quemaduras, dermatitis, picaduras de insectos u otros problemas dermatológicos.

Junto a las cremas hidratantes y regeneradoras, la cosmética tiene en la exfoliación un recurso de primer orden.

Consiste en la eliminación de las células muertas y otras impurezas que quedan sobre la piel, en forma de escamación. Al ser liberada de ellas, la piel se oxigena y recupera elasticidad y tersura. Nuestro cuerpo tiene la capacidad natural de restaurar las células muertas o enfermas y de hecho lo hace cada 28 días aproximadamente, pero con el paso del tiempo esta capacidad de regeneración va quedando limitada o se hace más lenta y la piel acaba presentándose más apagada y escamosa. Es sobre todo en estos casos, en la madurez y la vejez, en situaciones de estrés y fatiga, que el uso de exfoliantes está más recomendado.

En cambio, los hidratantes y emolientes se deberían emplear en cualquier edad para neutralizar el desgaste que la exposición al sol, al viento o a la humedad provoca en nuestra epidermis. En casa y en el campo, por poco que nos desplacemos, podemos hallar sustancias naturales que nos servirán para componer nuestros propios cosméticos hidratantes, exfoliantes, nutritivos, o aquello que nuestra piel nos demande.

EL CAMPO NOS ESPERA

Para poder preparar nuestros propios remedios caseros resulta indispensable que salgamos de casa para ir en busca de las materias primas que precisamos. Muchos de estas sustancias podemos encontrarlas directamente en el campo. Podemos poner a prueba nuestra propia pericia para tratar de localizarlas, pues nos están esperando en la montaña y en los espacios no urbanizados, a poco que nos distanciemos de las grandes ciudades. Es el caso de muchas plantas de uso cosmético y medicinal que crecen de forma natural en nuestro país, incluso en nuestro entorno más inmediato, como las ubicuas ortigas, el saúco, la bardana, el hipérico, el romero o las lavandas. Otras son más difíciles de encontrar y necesitaremos una guía o una personas que nos lleven hasta su paradero. De este tipo de plantas, mucho menos comunes, sólo convendrá hacer acopio, siempre moderado, si estamos por completo seguros de que no están amenazadas y de que su extracción no conllevará alteración alguna del medio donde estas especies prosperan.

Por otra parte, muchos ingredientes cosméticos proceden de vegetales que se cultivan en huertos, viveros y sembrados, como los cítricos (pomelo, naranja, limón), las rosáceas (almendra, manzana, cereza, albaricoque, etc) y los otros árboles frutales (avellano, mango), como algunas verduras y hortalizas (alcachofas, ajos, escarolas o pepinos), o como muchas plantas aromáticas (albahaca, menta piperita, anís verde). Por tanto podemos obtenerlas montando nuestro propio huerto en un trozo de tierra o incluso en la terraza o balcón del piso en la ciudad. Para este caso son ideales plantas muy útiles como el aloe, la capuchina o algunas plantas aromáticas.

Decididos ya a buscar en la naturaleza las materias primas que nos han de servir para componer nuestros artículos de cosmética e higiene personal, es importante tener en cuenta una serie de recomendaciones útiles:

- Es necesario llevar una buena guía de plantas silvestres, ya que nos ayudará a reconocerlas una vez estemos en el medio natural. Ante la mínima duda, lo más prudente es siempre abstenernos de arrancarla.

- Esta misma guía o una documentación suplementaria nos ha de ayudar a diferenciar entre las plantas que son comunes y las que son escasas o están amenazadas y que, por tanto, en ningún caso se deben cosechar.

- Evitar la recolección de plantas en los márgenes de las carreteras, en caminos por los que circulen motos y tractores con mucha frecuencia, en las proximidades de industrias y vertederos, o en espacios agrícolas donde se hagan fumigaciones o se utilicen fertilizantes, pesticidas y herbicidas químicos. Por contra, los espacios alejados de cultivos convencionales, los descampados, prados y orlas forestales serán los más adecuados.

- Podemos utilizar una cuchilla afilada para cortar la parte de la planta que buscamos y no dañar innecesariamente al resto de la planta o a la mata donde se encuentra.

- No conviene arrancarla de raíz, para permitir que la planta siga adelante con su proceso de desarrollo, salvo que sea precisamente la raíz lo que nos interese.

- Es importante cosechar lo justo o muy poco más de lo que vayamos a utilizar en un periodo razonable de tiempo.

- Es preferible evitar los días lluviosos, ya que las plantas mojadas se pudrirán antes.

- Aunque lo cómodo es llevar bolsas de plástico para guardar las plantas, este material, con la humedad, hace que la planta sude y que se descomponga con mayor celeridad. Por ello se recomienda el uso de cestos de mimbre o caña, como los que utilizan los buscadores de setas.

- Es imprescindible no mezclar las plantas, para evitar luego confusiones en su identificación. Lo ideal es identificarlas y adjuntarles un indicador ya en el momento de la recolección.

CONSEJOS PREVIOS A LA ELABORACIÓN

Una vez en casa, las plantas cosechadas deben ser dispuestas para el secado, cuando no se hayan de utilizar frescas, y posteriormente guardadas en recipientes de vidrio o de porcelana, como hacen muchos herbolarios de toda la vida. Y es importante marcar estos recipientes con la etiqueta que identifique a la planta, la fecha de su cosecha y, por qué no, también el lugar donde se llevó a cabo.

- Dado que no vamos a emplear conservantes químicos, solamente naturales, estos no tendrán la misma durabilidad que aquellos, y por tanto no tiene sentido preparar grandes cantidades de un determinado cosmético, porque lo más probable es que se nos acabe pasando.

- Las partes blandas de la planta —hojas, flores, algunos frutos—, que conservamos en seco, mantienen sus principios activos no mucho más allá de un año, lo que nos obligará a emplearlas antes de que se cumpla ese plazo.

- Las cremas y pomadas han de ser lo más homogéneas posible, por ello deberemos batir bien la masa para conseguir la textura que buscamos.

- Algunos componentes de los cosméticos naturales pueden provocar reacciones alérgicas en ciertas personas. Hay que saber que si alguien es alérgico a cierto alimento, esa misma sustancia podrá provocar semejante reacción aplicada por vía cutánea.

- Antes de preparar un cosmético para la cara, hay que aprender a reconocer a qué tipo de piel pertenece —grasa, seca, mixta, sensible—, para elegir los ingredientes que se ajusten mejor y resulten más apropiados.

- En caso de duda sobre si un cosmético puede resultar irritante, sobre todo cuando hablamos de pieles delicadas, siempre es preferible probarlo en zonas de la piel especialmente sensibles, como la parte interior del brazo. A la menor muestra de irritación, se debe desdeñar la fórmula.

- Jabones, geles corporales, aceites para masaje, mascarillas, cremas hidratantes y exfoliantes, baños, tónicos, champús, desodorantes, perfumes y casi cualquier otro producto cosmético se puede elaborar en casa recurriendo a sustancias naturales.

PLANTAS QUE PODEMOS COSECHAR

Algunas de las plantas que con mayor o menor facilidad podemos encontrar en una salida al campo en España son las que exponemos en el recuadro siguiente.

ESPECIE	PARTE UTILIZADA	ÉPOCA COSECHA	TIPO DE HÁBITAT
ABEDUL	hojas	primavera	montaña
ABRÓTANO hembra	capítulos florales	primavera	montaña
ALFALFA	flores y hojas	primavera y verano	sembrados y márgenes
ACIANO	capítulos florales	primavera	campos, cultivos
ÁRNICA*	capítulos florales	primavera	montaña
BARDANA	raíz	otoño	descampados
BORRAJA	flores, hojas, semillas	invierno y primavera	caminos y sembrados
CALÉNDULA	capítulos florales	primavera	jardines
CAPUCHINA	flores y hojas	primavera	jardines
COLA DE CABALLO	tallo estéril	primavera	riberas
ENEBRO	fruto	verano y otoño	montaña y bosques
ESPINO AMARILLO	fruto	verano	riberas
EUCALIPTO	hojas, fruto	primavera	plantaciones, jardines
GINKGO	hojas	primavera	parques
GRANADO	semillas	verano y otoño	márgenes de campo
HIEDRA**	hojas y tallos	primavera	muros, bosque
HINOJO	semillas	verano	márgenes de caminos
HINOJO MARINO	flores y hojas	verano	costas rocosas
HIPÉRICO	flores y hojas	primavera	prados y caminos
JABONERA	flores y hojas	verano	riberas
JARA PRINGOSA	hojas, ládano	primavera	matorrales

ESPECIE	PARTE UTILIZADA	ÉPOCA COSECHA	TIPO DE HÁBITAT
LAUREL	hojas	primavera	jardines
LAVANDA	flores y hojas	primavera	montaña
LÚPULO	conos (flores femeninas)	primavera y verano	riberas
MALVA	flores	primavera	campos
MALVAVISCO	raíz	otoño	riberas
MANZANILLA	capítulos florales	primavera	campos
MANZANILLA romana	capítulos florales	primavera	campos
MELISA	flores y hojas	primavera	bosques
MILENRAMA	capítulos florales	verano	montaña
MIRTO	hojas y frutos	verano	matorrales costeros
ONAGRA	semillas	verano	riberas, playas
ORTIGA	hojas y flores	primavera	descampados, riberas
PENSAMIENTO	flores	primavera	montaña
RODIOLA*	flores y hojas	verano	montaña
ROMERO	flores y hojas	todo el año	montaña, matorrales
SALVIA	flores y hojas	primavera	matorrales
SAÚCO	flores	primavera	riberas, masías
TILO	flores y brácteas	primavera	bosques
TOMILLO	flores y hojas	primavera	prados, matorrales
VALERIANA	raíz	otoño	riberas

* Especie amenazada, mejor adquirir en herbolario.   ** Especie con toxicidad, manipular con precaución.

REMEDIOS PARA EL ROSTRO

Es a la cara donde generalmente dirigimos nuestra mirada para reconocernos, para saludarnos y para mostrar nuestras emociones. Es la piel del rostro la que está, por tanto, más expuesta a la mirada ajena y la que nos sirve de presentación. Mirándonos a la cara se puede determinar nuestra edad aproximada, nuestro estado de ánimo, nuestras intenciones y nuestra salud general. Por ello es tan importante mantener la piel de la cara bien cuidada, no tanto para ofrecer de nosotros la mejor imagen, como para sentirnos a gusto en nuestro cuerpo y poder transmitir esa seguridad. Existen, como bien se sabe, diferentes tipos de cutis, que requieren cuidados algo diferenciados.

En el cutis normal o eutrófico las glándulas sudoríparas y sebáceas funcionan de forma equilibrada, proporcionando un manto ácido protector uniforme en la piel, evitando que se dilaten los poros y presentando un aspecto firme y sin brillos.

Con el paso de los años, la piel envejece y el cutis tiende a desecarse. Pasados los 50 años, la piel precisa entonces de cuidados especiales. Algunas personas presentan el cutis seco ya a edades muy tempranas a causa de un descenso en la producción de las glándulas sebáceas y sudoríparas, lo que provoca que la piel tenga una mayor tendencia a descamarse y sea más vulnerable a la irritación y las alergias.

El cutis graso es propio de la mayoría de los adolescentes a causa de los cambios hormonales de la pubertad. La mayor actividad de las glándulas sebáceas hace que los poros se dilaten, que se forme una capa de grasa sobre las zonas donde abundan estas glándulas y que favorezca la aparición de espinillas, granos y acné juvenil. Las personas con cutis graso tienen la ventaja de que generalmente conservan la piel más elástica en la madurez.

Más frecuente que los tipos anteriores es el cutis mixto, que presenta características de uno y otro, a veces en zonas distintas del rostro.

En líneas generales, para tratar pieles secas y mixtas y para aportar cuidados tras la exposición al sol, son indispensables las formulaciones hidratantes y nutritivas. Para la pieles envejecidas o castigadas por la fatiga y el estrés se imponen las soluciones exfoliantes en cremas o geles, con ingredientes antioxidantes que frenan la acción de los radicales libres y eliminan las células muertas sin agredir la epidermis. Muchos de estos productos contienen ácidos procedentes de algunas frutas, como el alfa hidroxiácido, que favorecen la renovación celular. Para frenar las arrugas será conveniente echar mano de cremas hidratantes, mascarillas regeneradoras y otras soluciones que favorezcan la formación de elastina y colágeno. Para combatir las manchas que aparecen en la piel con la edad se debe acudir a sustancias que promuevan la formación de melanina

80
RECETAS CASERAS

1 - LOCIÓN PARA EL ACNÉ

Para el acné juvenil

Ingredientes

- extractos líquidos de lúpulo
- 5 g tepezcohuite
- 5 g zarzaparrilla
- pulpa de aloe
- infusión de pensamiento y caléndula
- lecitina de soja
- 4 gotas de aceite esencial de lavanda y cajeput

Preparación

Mezclamos los diferentes ingredientes y removemos bien.

Aplicación

En masaje suave sobre la piel de la cara, cada día, por la mañana.

2 - LECHE LIMPIADORA DE LIMÓN Y YOGUR

Para todo tipo de pieles grasas, con granos y presencia de acné. El limón tiene un efecto antiséptico, hidratante y protector de las mucosas.

Ingredientes

- zumo de limón
- 1 yogur natural

Preparación

Mezclamos en un bol una cucharada sopera de yogur natural y otra de zumo de limón, removemos bien y dejamos que repose unos instantes.

Aplicación

Untamos la cara y el escote con la masa, permanecemos con ella unos pocos minutos y la retiramos con ayuda de un algodón.

Lo ideal es aplicarlo a diario, durante un mes o más, para comprobar pasado ese tiempo sus beneficios.

3 - MASCARILLA LIMPIADORA CON ARCILLA DE CAOLÍN

Para pieles grasas, con propensión al acné, pero también para cutis mixtos.

Ingredientes

- 1 cucharadita de arcilla de caolín
- 1 cucharadita de postre de harina de avena molida
- 2 gotas de aceite esencial de lavanda y agua

Preparación

Verter la arcilla en agua caliente y remover bien hasta formar una masa viscosa. Añadir, ya fuera de fuego, la harina de avena y las dos gotas de esencia de lavanda.

Aplicación

Con los dedos o con la ayuda de una esponja, tras apartar el cabello hacia atrás, aplicar la masa sobre el cutis. Dejar que se seque y permanecer con la máscara durante unos 20 minutos. Retirar con abundante agua templada, y aplicar luego un tónico facial para acabar de eliminar los restos de fango.

4 - MASCARILLA DE LEVADURA CONTRA LAS ARRUGAS

Para pieles deshidratadas, castigadas por el cansancio, el estrés o el sol, y para atenuar en la medida de lo posible las arrugas existentes. La levadura de cerveza nutre y revitaliza la piel.

Ingredientes

- 1 cucharadita de café de escamas de levadura de cerveza
- 1 cucharadita de vinagre de manzana
- 2 de miel de tomillo
- 2 de nata agria
- 2 yemas de huevo

Preparación

Vertemos los ingredientes en un bol y batimos todo con una batidora eléctrica. En caso de que quede en exceso espeso, se le puede añadir un chorrito de leche entera y volvemos a batir.

Aplicación

Untamos la cara y el escote con la masa, dejando que haga efecto durante unos 20 minutos. La retiramos luego con la ayuda de un algodón o gasa y aplicamos un tónico facial o agua floral para acabar de limpiar.
Se recomienda aplicar una vez a la semana para que resulte efectivo.

5- CREMA REPARADORA DE ALOE VERA

Para pieles secas, prematuramente envejecidas, castigadas por el sol, o afectadas por quemaduras, eccemas o dermatitis.

Ingredientes

- pulpa de aloe vera
- aceite de rosa mosqueta
- 5 g extracto glicólico de bardana
- 5 g extracto de malvavisco
- vitamina E y lecitina de soja

Preparación

Mezclamos bien los ingredientes en un bol y vertemos el resultado en un tarro o recipiente de cristal.

Aplicación

En forma de masaje facial, hasta tres veces al día.

6 - ACEITE DE MASAJE FACIAL ANTIEDAD

Para pieles maduras o prematuramente envejecidas.

Ingredientes

- 25 ml de aceite de jojoba
- 25 ml de aceite de germen de trigo
- 5 perlas de aceite de onagra
- 3 gotas de aceite esencial de vetiver

Preparación

Se mezclan los aceites en un bol, se remueve bien y se le añaden las gotas de esencia.

Aplicación

Se debe hacer un masaje circular por el rostro, de la frente al escote, hasta que quede todo bien cubierto. Se puede realizar antes de acostarse y dejar que actúe por la noche, para retirarlo con agua tibia al ducharnos el día siguiente.

7 - TÓNICO FACIAL LIMPIADOR ANTIMANCHAS

Adecuado para frenar la aparición de manchas en la piel.

Ingredientes

- 100 ml de agua de hamamelis
- 3 cucharadas de zumo de limón
- 2 gotas de aceite esencial de árbol del té
- 50 ml de infusión de flores de sáuco

Preparación

Verter todos los ingredientes en un tarro y agitar durante un rato para que todo quede bien mezclado.

Aplicación

Con la ayuda de un algodón, extender por la cara, pero evitando que entre en los ojos.

8 - MASCARILLA DEPURATIVA DE PEPINO

Para pieles mixtas, pero también para las grasas, con granos y acné. El pepino es demulcente, antipruriginoso y depurativo.

Ingredientes

- ½ pepino de tamaño mediano
- 3 fresones
- 1 cucharadita de miel de romero
- 1 cucharada de sopa de yogur

Preparación

Vertemos los ingredientes en una licuadora para formar una masa algo espesa y dejamos que repose unos minutos.

Aplicación

Extendemos la masa por el rostro y dejamos que actúe durante unos 15 minutos. Retiramos con abundante agua fresca.

9 - TÓNICO FACIAL REVITALIZADOR DE HAMAMELIS

Para cualquier tipo de pieles. El hamamelis aporta un efecto astringente y antiséptico, ayuda además a cerrar los poros y repara las heridas en la piel. Es útil como loción para después del afeitado.

Ingredientes

- 100 ml de agua de hamamelis
- 50 ml de agua de rosas
- 3 gotas de aceite esencial de enebro

Preparación

Mezclar los ingredientes, conservar en un frasco translúcido.

Aplicación

En masaje suave como limpiador para eliminar restos de crema o de espuma de afeitar.

10 - EXFOLIANTE CON PULPA DE MELOCOTÓN

Para todo tipo de pieles.

Ingredientes

- 1 melocotón grande maduro o bien 2 medianos
- 1 cucharada de postre de harina de avena

Preparación

Hacemos una pasta o puré con el melocotón maduro y le añadimos la harina de avena. Seguimos amasando hasta que adquiera una textura fina.

Aplicación

Untamos la piel del rostro con la masa y dejamos que actúe unos 20 minutos. Retiramos luego con una gasa y nos aplicamos una loción facial para acabar de limpiar.

11 - VAHOS REVITALIZANTES E HIDRATANTES

Una sesión semanal o quincenal de vahos para la piel de la cara es una excelente idea. Está especialmente recomendado para las personas de piel seca, ya que los vahos son un soplo de humedad que contribuyen a hidratarla. Es también eficaz contra el acné, las espinillas y los granos.

Ingredientes

Para pieles secas
- albahaca
- tomillo o manzanilla

Para pieles grasas o mixtas
- menta o lavanda
- corteza de limón

Para pieles normales
- 1 cucharada de lavanda
- 1 cucharada de salvia

Preparación

Hervimos agua en una olla, la vertemos en una palangana y echamos la hierba. Dejamos que pierda un poco de temperatura, para evitar escaldarnos la cara.

Aplicación

Nos tapamos la cabeza con una toalla y respiramos el vapor sobre la palangana, manteniendo los ojos cerrados. Permanecemos unos 15 minutos.

12 - BÁLSAMO PARA DESPUÉS DEL AFEITADO

Ingredientes

- manteca de karité
- aceite de jojoba
- 1 cucharada de aloe vera
- 1 cucharada de extracto de flores de caléndula
- 2 gotas de aceite esencial de salvia y mandarina
- glicerina vegetal
- cera de abejas

Preparación

Se funde la cera, se mezclan luego los ingredientes, se remueve bien hasta que adquiera una textura de bálsamo y se deja reposar. Se conserva en un frasco de vidrio translúcido.

Aplicación

En masaje suave, cada día, tras el afeitado.

BRILLO EN LOS OJOS

A través de los ojos miramos y por los ojos somos examinados, al menos en un primer momento. Pero los ojos sufren como el que más las cargas de la vida diaria, se agotan ante la pantalla del ordenador, se irritan por los humos de la ciudad, se secan por el aire acondicionado, y en los ojos se manifiestan implacables algunas de las huellas del envejecimiento y de la fatiga, en forma de arrugas en las sienes, de ojeras y bolsas bajo los ojos. La cosmética ofrece diferentes soluciones para el cuidado no sólo de los ojos, sino también de su entorno, de las cejas y pestañas, a fin de devolver el brillo a la mirada.

13 - CREMA DE ALBARICOQUE Y MANZANILLA CONTRA LAS OJERAS

Ingredientes

- 1 cucharada de aceite de hueso de albaricoque
- 1 cucharada de aceite de almendras dulces
- 1 cucharada de infusión de manzanilla
- 1 cucharada de lanolina

Preparación

Se vierte la lanolina en un cazo y se derrite al fuego, una vez fuera de él, se añade la mitad de la infusión de manzanilla y los dos aceites. Se deja reposar.

Aplicación

Se realizan suaves toques con los dedos sobre la ojera, sin estirar la piel, dejando así que penetre. Se lava después con la otra mitad de la infusión. Otra solución es empapar unas gasas con esta infusión y aplicarla en tibio sobre las ojeras.

14 - ACEITE PARA EL CONTORNO DE LOS OJOS

Ingredientes

- 10 ml de aceite de oliva
- 10 ml de aceite rosa mosqueta
- 5 ml de aceite aguacate

Preparación

Se mezclan los aceites en un cazo y se depositan luego en un frasco.

Aplicación

Tras humedecer la piel con una gasa, se aplica el aceite en masaje suave o dando pequeños toques y círculos.

15 - COLIRIO PARA LOS OJOS IRRITADOS

Ingredientes

- flores de manzanilla
- 1 cucharada de postre de aciano
- 1 cucharada de postre de eufrasia

Preparación

Echar las plantas mezcladas en una taza con agua bien caliente y dejar que repose unos 5-10 minutos, tras lo cual, lo filtramos bien, utilizando una gasa, para que no quede brizna alguna.

Aplicación

Empapamos un trozo de algodón con la infusión y damos toques sobre los ojos cerrados y todo su contorno, cambiando de algodón cada vez que cambiamos de ojo.

BOCA Y LABIOS SALUDABLES

Presentar una dentadura perfecta o casi es mucho más que una cuestión estética. Los dientes tienen una función básica en la masticación de los alimentos, y una incorrecta asimilación de estos tiene consecuencias en todo el organismo. Un exceso de alimentos azucarados, las bebidas carbónicas y algunos ácidos pueden acabar dañando el esmalte dental. De ahí la importancia del uso de los dentríficos. Estos no tienen por qué ser muy complejos o sofisticados. Bien es sabido que masticando una manzana cruda conseguimos limpiar y desinfectar la placa dental como con el mejor de los dentríficos. Es recomendable cepillarse los dientes después de cada comida, y dedicar a ello al menos unos 8 a 10 minutos.

Por su parte, los labios son una de las partes más delicadas de nuestro cuerpo, expuestos a las inclemencias del tiempo, pueden resecarse, cortarse o irritarse, por ello también es preciso que nos esmeremos en su cuidado.

16 - CREMA DE CACAO CASERA PARA LOS LABIOS

Ingredientes

- 5 cucharadas de crema de cacao
- ½ cucharada de cera virgen rallada

Preparación

Vertemos la cera en un cazo pequeño y la fundimos, le añadimos después la crema de cacao, sin dejar de remover, hasta que tome una consistencia líquida. Se deposita la mezcla en un recipiente pequeño, que resista las altas temperaturas, y dejamos que se enfríe.

Aplicación

Como un pinta labios, para usar cada día, antes de salir de casa.

17 - DENTRÍFICO CASERO CON ARCILLA

Para purificar y desinfectar la dentadura y para fortalecer las encías.

Ingredientes

- salvia
- tomillo
- aceites esenciales de clavo
- menta
- albahaca
- arcilla blanca

Preparación

Hacemos una decocción concentrada del tomillo y la salvia, le añadimos los aceites esenciales y la arcilla, removemos bien hasta conseguir una pasta.

Aplicación

Se extiende una pequeña dosis de esta pasta sobre el cepillo de dientes, que podemos rociar con zumo de limón si se quiere, para aprovecharnos de su poder antiséptico, y ya podemos cepillarnos los dientes a conciencia.

CUIDADOS DE LAS MANOS

A las manos les damos mucho trabajo durante el día, suelen estar expuestas a las inclemencias del tiempo y a la humedad, y se resienten del contacto con tóxicos como detergentes, pinturas y pegamentos y les afecta la contaminación atmosférica. Con las manos nos presentamos, saludamos, pactamos acuerdos y de la mano paseamos nuestros sentimientos cuando estamos enamorados. El cuidado de las manos no es menos elemental. Es importante usar guantes de goma para lavar la vajilla y la ropa, o cuando estamos empleando materiales tóxicos como pinturas y barnices. En invierno, si hace frío, unos guantes evitarán que se nos corten, y en verano una buena crema hidratante nos protegerá del efecto de la radiación solar.

18 - POMADA PARA MANOS SECAS

Ingredientes

- 2 cucharadillas de aceite de oliva
- 2 más de aceite de almendras dulces
- 3 gotas de aceite esencial de jazmín
- 15 ml de cera de abeja

Preparación

Se deposita la cera en un cazo y se derrite al fuego, una vez está líquida, se le añaden los demás ingredientes, se remueve bien y se guarda en un frasco.

Aplicación

Como una crema de manos.

19 - CREMA PROTECTORA CON SÉSAMO Y AVELLANAS

Ingredientes

- ½ taza de aceite de sésamo
- 1 cucharada de aceite de coco
- 1 cucharada de aceite de avellanas
- 1 cucharada de miel
- 3 cucharadas de cera rayada
- 2 cucharadas de infusión de centella asiática
- 3 gotas esenciales de ciprés
- una pizca de bicarbonato sódico

Preparación

Colocamos todos los ingredientes en un cazo, y lo calentamos al baño maría, hasta que la cera se derrita, pero sin que llegue a hervir. Se remueve bien hasta que tome consistencia de crema, y dejamos que se enfríe. Se vuelve a remover y se deposita en un recipiente de cristal.

Aplicación

Como cualquier crema de manos.

20 - JABÓN CASERO DE AVENA

Ingredientes

- 200 g de jabón neutro
- 100 g de harina de avena
- 4 gotas de aceites esenciales de salvia y lavanda
- agua

Preparación

Se ralla la pastilla de jabón, se deposita en un cazo con agua, sólo cubriendo lo justo, y se deja al baño maría hasta que se derrita. Una vez disuelto el jabón, se le incorpora lentamente la harina de avena y más adelante las gotas de esencia, removiendo de forma constante. Se deja enfriar un poco y se deposita en moldes para dar forma a las pastillas.

Aplicación

Como cualquier jabón de manos.

21 - CUIDADO DE LAS UÑAS

Ingredientes

- papaya en zumo
- vinagre de sidra
- 1 yema de huevo
- una cebolla cortada
- cola de caballo
- aceite de oliva

Preparación

Para fortalecer las uñas un remedio casero muy habitual es cortar media cebolla, y clavar las uñas en su carne durante 5-10 minutos. Otra solución es sumergir la uñas en aceite de oliva o en infusión de cola de caballo.

Para reparar la cutícula: se bate la yema de huevo, dos cucharadas de zumo de papaya o de piña y media cucharada de vinagre de sidra hasta formar una masa viscosa.

Aplicación

Se pintan las uñas con esta masa y se deja que actúe durante unos 10 minutos, tras lo cual se retira con agua tibia.

REMEDIOS PARA EL CUERPO

Aplicarse cremas hidratantes, exfoliantes o aceites corporales después de la ducha o el baño no es ningún capricho o pérdida de tiempo. También la piel del cuerpo, del cuello a las piernas, sufre un desgaste, aunque no esté tan expuesta al exterior. Ayudarla a que recupere humedad y elasticidad, a frenar la oxidación celular y a combatir la flaccidez puede ser posible a través de remedios caseros. Son cremas hidratantes, tónicos regeneradores y exfoliantes con plantas o con arcillas.

22 - CREMA HIDRATANTE CASERA

Para pieles resecas, irritadas o castigadas por el sol.

Ingredientes

- 1 cucharada de aceite de oliva
- 2 huevos
- 1 cucharadita de vinagre de sidra
- 1 cucharadita de zumo de limón

Preparación

Batimos los dos huevos en un recipiente, y sin dejar de batir, vamos incorporando el aceite de oliva. Cuando empiece a formar masa, añadimos también el zumo de limón y el vinagre de sidra. Dejamos que repose unas horas, e incluso podemos enfriarlo en la nevera.

Aplicación

En masaje por todo el cuerpo.

23 - CREMA DE GERMEN DE TRIGO

Es una crema regeneradora y vitamínica, idónea para todo tipo de pieles, a excepción de las muy grasas.

Ingredientes

- 30 gotas de aceite de germen de trigo
- 1 cucharada sopera de miel de azahar
- 10 gotas de glicerina vegetal
- 2 cucharadas de lanolina líquida
- 1 cucharadita de café de lecitina en polvos

Preparación

Se vierten todos los ingredientes en un bol, se calienta todo al baño maría y cuando ya están fundidos, se añaden dos cucharadas de agua, mientras se remueve la masa hasta que cobre la textura de crema que buscamos.

Aplicación

Como una crema corporal, todos los días, tras la ducha o baño.

24 - CREMA PARA EL SUDOR AXILAR

Como alternativa a los desodorantes, para combatir el exceso de sudor en las axilas, los polvos de polipodio resultan muy efectivos.

Ingredientes

- 5 g de polvos de licopodio
- 5 g de extracto líquido de salvia
- 5 g de agua de hamamelis
- 3 gotas de aceite esencial de tomillo

Preparación

Mezclar bien los ingredientes, agitar y guardar en un frasco.

Aplicación

Con ayuda de una esponja o con los dedos, una vez al día, tras la ducha.

25 - EXFOLIANTE CORPORAL DE SAL MARINA

Para todo tipo de pieles, indicado especialmente para las partes duras del cuerpo, como codos y rodillas.

Ingredientes

- 25 g de sal marina molida fina
- 15 g de manteca de karité
- 15 g de manteca de cacahuete
- 2 cucharadas de aceite de almendras dulces
- 4 gotas esenciales de limón y bergamota

Preparación

Se mezcla la sal con las mantecas de karité y cacahuete, se remueve bien, y se le añade el aceite de almendras, para seguir removiendo hasta formar una pasta con textura de crema. Incorporar las esencias, remover un poco más y dejar que repose.

Aplicación

En masaje corporal, sobre la piel previamente humedecida. Retirar con agua tibia de la ducha.

26 - CATAPLASMA PARA LOS SENOS

Adecuado para favorecer la eliminación de las grietas en los pezones.

Ingredientes

- 20 g de raíces de consuelda mayor rallada
- 10 g de flores de caléndula
- 10 g de manzanilla

Preparación

Hervir la consuelda. Y sin fuego, echar la caléndula y la manzanilla y dejar 15 minutos en reposo.

Aplicación

Una vez bien filtrada la decocción, se empapan unas gasas y se aplican sobre los senos, sin hacer presión, durante 10 minutos, para repetir la operación cuatro veces más.

27 - DESODORANTE DE ROMERO Y MENTA

Ingredientes

- 20 g de romero
- 20 g de hojas de menta
- 10 ml de agua de hamamelis
- 4 gotas esenciales de romero y menta
- 20 ml de alcohol etílico

Preparación

Infundimos las hierbas en 100 ml de agua, dejamos reposar y colamos. Depositamos lo que nos queda de la infusión en un frasco con pulverizador y le agregamos el agua de hamamelis y las gotas de esencia. Agitamos vivamente, y lo dejamos a reposar durante una semana.

Aplicación

Como un spray sobre las áreas más propensas a sudar.

BAÑOS Y MASAJES

Cierto es que hoy día no hay mucha gente que se dé un baño relajante en casa, todo lo más forma parte de las actividades que uno espera realizar en su visita al balneario o las termas. Los ritmos de vida actuales no conceden mucho tiempo a este tipo de placeres, y tampoco está la situación ambiental como para derrochar agua en tal cantidad, pero de vez en cuando podemos obsequiarnos con uno. Los baños, junto a su función higiénica, nos permiten suavizar e hidratar la piel, reblandecer las callosidades, pero además tienen virtudes tonificantes, relajantes, emolientes, depurativas, desintoxicantes o antiinflamatorias, dependiendo del ingrediente que se le haya añadido.

Además de los baños con esencias, se pueden utilizar también semillas de plantas medicinales, almidón, salvado, algas y minerales, como arcillas, sulfuros y bicarbonato sódico. Los mejores masajes los recibiremos, claro está, de manos experimentadas, por parte de masajistas profesionales, pero también el automasaje puede brindarnos muchos beneficios, cuando se eligen bien los ingredientes y se conocen las técnicas.

28 - BAÑO DE AGUA SALADA

Ingredientes

- 1 kg de sal

Preparación

Se disuelve 1 kg de sal en el agua de la bañera.

Aplicación

Se permanece en el agua unos diez minutos, hasta que empiece a enfriarse.

29 - ACEITE CORPORAL HIDRATANTE PARA MASAJE

Resulta ideal después de un baño con esencias.

Ingredientes

- 50 ml de aceite de macadamia
- 50 ml de aceite de oliva
- 30 ml de aceite de almendras dulces
- 10 ml de aceite de albaricoque
- 10 gotas de tintura de caléndula
- 4 gotas de aceites esenciales de mandarina y jazmín

Preparación

Mezclar los ingredientes en un cazo, remover bien, trasvasar a un recipiente con cierre hermético, y dejar que repose unos días.

Aplicación

En masaje suave por todo el cuerpo.

30 - CREMA DE AGUA DE AZAHAR PARA MASAJE

Ingredientes

- 20 ml de aceite de almendras
- 10 ml de aceite de aguacate
- 10 ml de agua de rosas
- 10 ml de agua de azahar
- 1 cucharada de cera de abejas
- 1 cucharadita de gránulos de lecitina de soja
- 10 gotas esenciales de nerolí o bergamota

Preparación

Depositar en un cazo la cera y los aceites vegetales (almendras y aguacate), calentar durante un rato, hasta que se derrita la cera. Añadir primero la lecitina y más adelante las aguas de rosas y azahar, sin dejar de remover. Retirar del fuego y verter el aceite esencial. Dejar que repose.

Aplicación

Traspasar la crema a un recipiente de cierre hermético. Resulta muy indicado para eliminar asperezas y para dar elasticidad a la piel de los codos, rodillas, nudillos de las manos, etc.

31 - BAÑO RELAJANTE

Ingredientes

- 100 g de semillas de cebada
- 50 g de semillas de avena
- 4 gotas de aceite esencial de lavanda
- 4 litros de agua

Preparación

Se hierven en los 4 litros de agua las semillas de cebada y avena. Se llena la bañera y se echa la decocción y las gotas de esencia.

32 - BAÑO DE LECHE

Ingredientes

- 5 litros de leche
- 200 g de sal marina
- ½ vaso de aceite de oliva
- 100 g de bicarbonato
- infusión de pétalos de rosa
- 2 gotas de aceite esencial de salvia

Preparación

Se llena la bañera de agua caliente y se vierten acto seguido todos los ingredientes.

Aplicación

Se permanece en el agua lechosa unos 20 minutos.

33 - ACEITE PARA MASAJE ANTI-CELULITIS

Ingredientes

- 100 ml de aceite de semillas de uva
- 5 ml de aceite de borraja
- 5 ml de aceite de germen de trigo
- 3 ml de extracto glicólico de hiedra
- 6 gotas de aceites esenciales de enebro
- limón y albahaca

Preparación

Mezclar los ingredientes, agitar con viveza, y dejar que repose.

Aplicación

En masaje sobre las zonas donde se localizan las adiposidades.

REMEDIOS PARA PIES Y PIERNAS

Nuestros pobres pies, siempre aprisionados en calzados no siempre cómodos y ajustados, o campando libres sobre livianas playeras, tan poco recomendables para caminar, constituyen en muchos casos la parte del cuerpo más desatendida. Callos, durezas, deformidades varias se ocultan avergonzadas en el interior de zapatos o botas que no siempre son las más recomendables para quien los calza. Se encargan de aguantar el peso de nuestro cuerpo, nos llevan de un sitio para otro, nos permiten caminar, correr y dar brincos, y muchos deportistas tienen en ellos su componente primordial. Por ello ocuparnos de nuestros pies es mucho más que un imperativo estético, es una prioridad de salud. También nuestras piernas, que son símbolo de belleza, sobre todo en la mujer, recogen muchas de las tensiones que genera el día a día y nuestros hábitos de vida. El estar muchas horas de pie, o bien sentado, conduciendo o en posturas incómodas, hace que las piernas se acaben resintiendo. El embarazo, el estreñimiento o la obesidad son factores que pueden favorecer la aparición de varices. A las piernas, sin duda, les sienta bien la movilidad, el ejercicio y una vida dinámica. Pero la cosmética también puede ayudar.

34 - MASCARILLA DE ALOE PARA LAS ESTRÍAS

Ingredientes

- 100 g de pulpa de aloe
- 15 g de cola de caballo
- 15 de hojas de diente de león
- 20 g de harina de avena
- 2 cucharadas de aceite de oliva

Preparación

Se mezclan los ingredientes con la ayuda de una batidora, hasta formar una masa. Se deja reposar.

Aplicación

Se unta la zona afectada y se deja que actúe durante 15 o 20 minutos. Se retira con agua fresca.

35 - CREMA FORTALECEDORA PARA LAS PIERNAS

Ingredientes

- 1 cucharada de aceite de oliva
- 1 cucharada de aceite de nuez
- 1 cucharada de aceite de germen de trigo
- 1 yema de huevo
- 1 cucharadita de postre de miel de romero
- 2 cucharadas de glicerina vegetal líquida

Preparación

Mezclar todos los ingredientes en un cazo y remover bien, hasta formar una masa compacta.

Aplicación

Untar las piernas con la crema y dejar que actúe durante 15 minutos. Retirar con agua fresca o bien en la ducha.

36 - CREMA PARA DESPUÉS DE LA DEPILACIÓN

Ingredientes

- 50 g de manteca de cacao
- 10 g de aloe vera
- 2 cucharadas de aceite de aguacate
- zumo de limón
- vaselina y alcohol etílico

Preparación

Se caliente al baño maría la manteca de cacao hasta que se derrita, se le añade el aloe, el aceite de almendras, el zumo, la vaselina y el alcohol. Se remueve durante unos minutos, hasta que cobre consistencia de crema. Se deja enfriar y se pasa a un recipiente de cristal.

Aplicación

Se masajea con suavidad la zona depilada durante 10-15 minutos con esta crema, y se retira con agua tibia o con agua de hamamelis.

37 - BAÑO HIDRATANTE DE AVENA PARA LAS PIERNAS

Ingredientes

- 100 g de harina de avena
- 15 g de tila
- 6 gotas esenciales de geranio y naranja

Preparación

Se dispone la harina molida en un saquito de tela, que se coloca a su vez en una cazuela con un litro de agua. Se deja hervir 10 minutos. Aparte, se infunde la tila.

Aplicación

Añadimos al baño —o una parte de ella si usamos una palangana alta— la avena, la infusión de tila y las gotas esenciales de geranio y naranja. Permanecemos con la piernas en remojo hasta que el agua empiece a enfriarse.

38 - LOCIÓN ANTIESTRÍAS

Ingredientes

- 100 g de cola de caballo
- 10 g de laminaria
- 5 g de fucus
- 5 g de hojas de hiedra
- 10 ml de agua de hamamelis
- 1 cucharada de zumo de limón
- ½ litro de alcohol de 40º

Preparación

Se mezclan los ingredientes y se dejan macerar en alcohol durante 15 días, agitando de vez en cuando. Se deposita la loción en un frasco de vidrio translúcido.

Aplicación

Mezclamos una dosis con agua y lo aplicamos en masaje suave sobre las piernas.

39 - CREMA RELAJANTE PARA LAS PIERNAS

Ingredientes

- 5 g de extracto de aloe
- 5 g de extracto fluido de pasiflora
- 5 g de extracto fluido de malvavisco
- 5 g de extracto de avena
- 3 gotas de aceite esencial de manzanilla
- 0,5 g de alantoína
- 50 g de lecitina de soja

Preparación

Se mezclan todos los ingredientes hasta formar una masa con textura de crema.

Aplicación

Se masajean las piernas, hasta tres veces al día.

REMEDIOS SOLARES

Mucho más allá de los aspectos estéticos, que podrían ser discutibles, los beneficios del sol para la piel y sobre el organismo en general son innegables: la radiación solar activa la transformación del colesterol que transporta la piel en vitamina D, y esta vitamina, al incidir en los niveles de calcio en sangre, tendrá una gran importancia en la mineralización de los huesos. La radiación solar favorece la circulación sanguínea, la dilatación de los vasos sanguíneos y puede disminuir la presión sanguínea. Es un buen aliado para muchas dolencias dermatológicas como dermatitis y acné.

El roce de los rayos solares sobre la piel aporta optimismo, variables dosis de placer y una sensación general de bienestar, y hay quien incluso le atribuye virtudes afrodisiacas. Pero como los dermatólogos no se cansan de advertir año tras años sobre todo cuando nos hallamos en el umbral de la temporada estival, tomar el sol entraña también grandes riesgos, más cuando se hace de forma prolongada y sin protección. Un exceso de sol reseca la piel, acelera la aparición de arrugas, de manchas y lunares, y en caso de sufrir quemaduras, éstas son un factor de riesgo para que se desarrollen melanomas, eritemas, dermatosis crónicas o cáncer de piel.

Ante el dilema de disfrutar el sol o de abstenernos para evitar disgustos futuros, el sentido común debe prevalecer, al tiempo que los consejos de los dermatólogos no deberían caer en saco roto. Tomar el sol de forma moderada, evitando las horas de mayor insolación, aplicarse un buen protector una hora antes de la exposición solar y cremas hidratantes después es válido para las estancias en la playa, pero también para los paseos y excursiones por la montaña, donde la insolación es aún más poderosa. Las sustancias naturales pueden suministrarnos elementos muy valiosos para protegernos y aliviarnos de los rayos del sol.

40 - BRONCEADOR DE ZANAHORIA

Ingredientes

- 1 litro de zanahoria licuada
- 2 cucharadas de aceite de germen de trigo
- 2 cucharadas de aceite de tespescohuite
- 2 cucharadas de zumo de limón
- 40 g de lanolina

Preparación

Mantener al baño maría los aceites y la lanolina, agregar el zumo de limón. Verter el líquido en un frasco de vidrio translúcido. Dejar que repose, agitando de vez en cuando.

Aplicación

Utilizar como cualquier bronceador, untando la piel una hora antes de exponernos a los rayos solares.

41 - CREMA DE ALOE PARA LAS QUEMADURAS

El aloe resulta ideal para aliviar los efectos de quemaduras solares, para reblandecer y eliminar los eccemas secos, pero también para la irritación cutánea y el acné.

Ingredientes

- 100 g de pulpa de aloe vera
- 15 ml de aceite de hipérico
- 1 g de arcilla blanca
- 10 gotas de aceite esencial de limón
- 4 g de goma guar
- una pizca de cera de abejas
- 1 tacita de infusión de caléndula
- 50 ml de lecitina
- 200 ml de glicerina vegetal

Preparación

Disolvemos la goma guar en la glicerina, y una vez disuelta, la ponemos al baño maría juntamente con el aceite de hipérico y la cera. Aparte, infundimos 15 g de flores de caléndula, la mezclamos con el jugo de aloe, la arcilla y la lecitina, y removemos bien o batimos con una batidora. Incorporamos todos los ingredientes al baño maría y removemos bien. Vertemos las gotas de esencia de limón.

Aplicación

Guardamos el resultado en un frasco de cristal translúcido, que etiquetaremos convenientemente. Se aplica en masaje suave sobre la piel afectada.

42 - REMEDIO CASERO PARA LAS QUEMADURAS

Ingredientes

- 1 patata cruda rallada

Preparación

En forma de emplasto sobre el área dañada.

REMEDIOS PARA EL BEBÉ

La piel del niño pequeño, más aún la del bebé, es muy delgada, mucho más que la del adulto, y es por tanto muy delicada y sensible. La actividad cutánea en la piel del pequeño es muy intensa y reacciona con virulencia a las agresiones externas. Por ello es tan necesario esmerarse en la higiene y tomar las máximas precauciones cuando le aplicamos cremas, jabones, ungüentos o cualquier otro producto cosmético, a fin de evitar que puedan generar irritación. También en el niño están indicadas las sustancias naturales, pero antes de probar cualquier remedio en su delicada piel, habremos de descartar que no le ocasione reacciones o alergias.

43 - REMEDIO PARA LA COSTRA LÁCTEA

Ingredientes

- 150 g de pensamiento
- 100 g de flores de caléndula
- 500 ml de aceite de almendras dulces

Preparación

Mantener las plantas en maceración en el aceite de almendras durante dos o tres semanas en un espacio fresco, seco y ventilado. Filtrar el aceite a través de una bolsa de gelatina o de muselina y depositarlo en una jarra. Volver a filtrar, para evitar que se cuelen impurezas, y guardar en un frasco de vidrio translúcido.

Aplicación

Hacer una fricción muy suave en el cuero cabelludo del niño o recién nacido.

44 - CREMA CONTRA EL ERITEMA DEL PAÑAL

Ingredientes

- 40 g de aceite de almendras dulces
- 2 cucharaditas de aceite de caléndula
- 2 cucharaditas de cera de abeja
- 1 cucharada de infusión de manzanilla.

Preparación

Ponemos al baño maría la cera y los aceites, hasta que la primera quede derretida del todo. Le agregamos la infusión de manzanilla, removiendo sin cesar, hasta que adquiere consistencia de crema.

Aplicación

Se masajea la zona afectada del bebé, antes de colocarle el pañal.

CUIDADOS PARA EL CABELLO

Los cabellos, es decir los pelos largos y flexibles que cubren el cuero cabelludo, son uno de los elementos principales que dibujan la imagen de una persona, al menos en una primera mirada, y también lo es su ausencia. El tipo de corte de cabello, su largura, su color y su aparente estado higiénico son señas que aportan mucho sobre la personalidad o sobre los gustos de una persona determinada. Los cabellos, en la juventud, pueden ser un símbolo de belleza, de libertad, de independencia y de rebeldía, en algunos casos.

La mayoría de las personas cuentan con algo más de cien mil pelos en su cuero cabelludo, unos 500 por centímetro cuadrado. Cada pelo crece una media de 0,5 mm al día, y puede llegar a vivir hasta 5 o 6 años antes de morir. El cabello requiere de muchos cuidados, más cuanto más largo sea, y está expuesto a muchos agentes externos que lo debilitan, como la insolación, la humedad, la contaminación, el polvo, los aires acondicionados, el uso excesivo de tintes sintéticos, etc. Muy diversos son los remedios caseros destinados al cuidado de los cabellos.

45 - LOCIÓN PARA CABELLOS NORMALES

Ingredientes

- 2 cucharadas de ortiga
- 2 cucharadas de raíz de saponaria en polvo
- 3 gotas esenciales de ciprés

Preparación

Calentamos los polvos de saponaria y en el agua hirviendo le añadimos la ortiga y la esencia de ciprés. Dejamos reposar, colamos y vertemos el líquido en un frasco.

Aplicación

Friccionamos todo el cabello y dejamos actuar durante unos 5 minutos, después aclaramos con agua tibia.

46 - CHAMPÚ PARA EL CABELLO SECO

Ingredientes

- 15 g de trébol de prado
- 15 g de raíz de hinojo
- 10 g de manteca de coco
- ½ taza de jabón neutro rallado
- agua

Preparación

Infundimos el hinojo y el trébol, le añadimos la manteca de coco y el jabón neutro. Removemos bien y lo dejamos unos días para repose.

Aplicación

En masaje capilar completo.

47 - CHAMPÚ ANTICASPA

Ingredientes

- 20 g de hojas de abedul
- ortiga
- 4 gotas de aceite esencial de enebro
- 70 ml de champú neutro.

Preparación

Infundimos las hojas de ortigas y abedul. Se mezcla el champú neutro con la infusión y se le añaden las gotas de esencia. Agitamos bien, colamos y lo depositamos en un frasco.

Aplicación

En fricción o masaje del cuero cabelludo, una vez al día.

48 - CHAMPÚ PARA CABELLOS GRASOS

Ingredientes

- 100 g de arcilla blanca
- 100 g de aceite de coco
- 100 ml de infusión de manzanilla
- 2 cucharadas de vinagre de manzana
- 4 gotas de aceite esencial de enebro y citronela

Preparación

Por un lado, mezclamos la arcilla con el aceite de coco y removemos bien, por otro, agregamos el vinagre de manzana a la infusión, y ésta a su vez a la masa con arcilla, y volvemos a remover hasta formar una pasta. Añadimos las gotas de aceites esenciales.

Aplicación

Friccionamos suavemente el cuero cabelludo, dejamos que haga efecto durante 5-10 minutos y aclaramos luego con agua tibia.

49 - ACONDICIONADOR PARA CABELLOS SECOS

Ingredientes

- 1 huevo
- 1 cucharada de aceite de ricino
- 1 cucharada de aceite de aguacate
- 1 cucharada de miel

Preparación

Mezclar los ingredientes y mantenerlos al baño maría. Remover bien hasta formar una masa cremosa.

Aplicación

Untar el cabello con la crema, empezando por las puntas y acabando en el cuero cabelludo, cubrir la cabeza con una gorra de plástico. Permanecer con la mascarilla unos 10-15 minutos. Retirar la crema con agua tibia y lavar el pelo con un champú ligero.

50 - CHAMPÚ ANTISEBORREICO

Indicado para la dermatitis seborreica del cuero cabelludo.

Ingredientes

- 5 g de extracto fluido de cola de caballo
- 2 g de extracto fluido de hiedra
- 2 g de extracto fluido de malvavisco
- 2 g de extracto fluido de sabal
- 1 g de lanolina
- 0,2 g de vitamina E
- 100 g de jabón neutro en polvos

Preparación

Mezclar los ingredientes, dejar que repose unos días.

Aplicación

Lavar el cabello dos veces a la semana con este champú, aclarar con agua abundante.

CURAS Y REMEDIOS NATURALES

La cosmética no se consagra sólo a la belleza, tanto o más importante es su función terapéutica. Ya hemos referido a remedios para las quemaduras, para el acné, la caspa, la costra láctea de los bebés o la descamación de la piel. Otros muchos problemas dermatológicos y traumatológicos, o bien vinculados a carencias metabólicas, de circulación sanguínea o incluso a los nervios, el insomnio y el estrés pueden ser tratadas con remedios naturales. Es el caso de las varices, las inflamaciones articulares, los dolores musculares, las picaduras de insectos, las dermatitis y los pruritos, los eccemas y forúnculos, el vitíligo o leucodermia, las infecciones por hongos como la candidiasis, o las infecciones víricas como el herpes y algunas verrugas. A continuación exponemos los últimos cinco remedios recabados.

51 - TINTURA DE ÁRNICA PARA LAS CONTRACTURAS

Muy recomendada para el dolor en cervicales y las contracturas musculares.

Ingredientes

- 33 g de árnica
- 1 l de alcohol

Preparación

Mantener 27 días en maceración, agitando de vez en cuando. Pasado ese tiempo, se filtra y se deposita en un frasco de cristal translúcido.

Aplicación

En masaje suave sobre el área dolorida.

52 - ACEITE DE MASAJE PARA REUMATISMOS

Útil en caso de artritis, artrosis, contracturas musculares y mialgias.

Ingredientes

- 20 de aceite de hipérico
- 10 g de aceite esencial de canela
- 5 g de aceite esencial de romero
- 2 g de aceite esencial de jengibre
- 1 g de vitamina E
- 150 g de aceite de almendras dulces

Preparación

Se mezclan los ingredientes, se deposita el aceite en un frasco de cristal translúcido y se deja reposar dos semanas.

Aplicación

En masaje suave sobre el área dolorida.

53 - BAÑOS DE AGUA CALIENTE Y FRÍA PARA LOS SABAÑONES EN LAS MANOS

Ingredientes

- infusión de hojas de nogal y flores de árnica
- agua fría y caliente

Preparación

Disponemos un balde con agua fría, en el que verteremos la mitad de la infusión de árnica y nogal. Llenamos otro pero con agua muy caliente, al límite de lo que se puede resistir.

Aplicación

Hundimos las manos en el balde con el agua fría y las infusiones, frotamos las manos en su interior, las sacamos y hacemos lo mismo en el balde de agua muy caliente, y así sucesivamente unas cinco o seis veces.

54 - CREMA PARA LAS VARICES

Ingredientes

- 15 g de ginkgo
- 10 g de hojas de vid roja
- 10 g de meliloto
- 10 ml de agua de hamamelis
- 10 ml de agua destilada de rosas
- 50 g de lecitina de soja

Preparación

Infundir las hierbas, añadir las aguas de hamamelis y de rosas, y la lecitina. Remover a conciencia.

Aplicación

En forma de masaje, manteniendo las piernas en alto, dos veces al día.

55 - JABÓN LÍQUIDO PARA LA DERMATITIS Y LOS ECCEMAS

Ingredientes

- 5 g de extracto de bardana
- 5 g de extracto de malvavisco
- 5 g de extracto de rabo de gato
- 5 g de extracto de manzanilla
- 1 g de alantoína
- 0,1 g de vitamina E
- 100 g de jabón neutro líquido

Preparación

Mezclar los ingredientes y dejar reposar unos días.

Aplicación

Masaje sobre el área afectada, una o dos veces al día.

56 - AJO PARA LAS VERRUGAS

Ingredientes

- ajo cortado en rebanadas
- vinagre de sidra

Preparación

Macerar el ajo en vinagre de sidra durante toda la noche.

Aplicación

Aplicar con un esparadrapo sobre la herida y mantenerlo, si no hemos de salir de casa, durante todo el día. Una alternativa es el látex de celidonia (adquirible en herbolarios), que se aplica sobre la verruga con ayuda de un bastoncito de algodón, rodeando la zona con un ungüento de cera o propóleo, para evitar que irrite.

57 - ENJUAGUE PARA LAS ENCÍAS

Para reforzarlas y evitar que sangren.

Ingredientes

- brotes de pino silvestre
- corteza de encina
- hojas de lentisco
- sumidades floridas de tomillo.

A partes iguales dos cucharadas soperas de la mezcla por medio litro de agua.

Preparación

Se hierve durante 3 minutos, se deja que repose unos minutos y se cuela, evitando que queden impurezas.

Aplicación

En enjuague completo, después de las comidas. Una alternativa es la infusión con bistorta, malva y salvia, aplicada de igual manera.

58 - ACEITE DE PRIMAVERA PARA GOLPES Y CONTUSIONES

Ingredientes

- raíz de primavera
- flores y hojas de hipérico
- sumidades de romero
- flores de árnica
- aceite de almendras dulces

Preparación

Llenar un recipiente con las plantas y cubrirlas hasta arriba de aceite de almendras. Dejarlas en maceración durante 3 semanas, en un lugar fresco y sin humedad.

Aplicación

Como un linimento, en masaje suave sobre el área dolorida.

59 - INFUSIÓN DE ALFALFA PARA LAS HERIDAS

Para lavar y cicatrizar heridas y úlceras en la piel.

Ingredientes

- alfalfa
- caléndula
- milenrama
- tomillo

A partes iguales tres cucharadas soperas de la mezcla por medio litro de agua.

Preparación

Hervir 3 minutos, dejar reposar y colar.

Aplicación

Lavar la herida con la infusión.

60 - BAÑOS PARA LAS HEMORROIDES

Ingredientes

- viburno
- castaño de indias
- gálbulos de ciprés
- sumidades de rabo de gato

A partes iguales aproximadamente. Necesitamos 6 cucharadas soperas de la mezcla por 3 litros de agua.

Preparación

Se hierve durante 3-4 minutos, se deja reposar y se filtra.

Aplicación

En baño de asiento con el agua tibia o ya algo fresca.

OTRAS RECETAS

61 - ACEITE LIMPIADOR Y DESMAQUILLANTE

Ingredientes

- 2 cucharadas de aceite de oliva virgen extra
- 2 cucharadas de aceite de avellana
- 2 cucharadas de aceite de nuez de kukui (nuez de la India)
- 2 gotas de aceite esencial de neroli
- 2 gotas de aceite esencial de palmarosa
- 2 gotas de aceite esencial de incienso

Preparación

Combina todos los ingredientes en una botella pequeña, seca y desinfectada. Agita bien para mezclarlos.

Aplicación

Aplica una pequeña cantidad sobre la piel seca y masajea durante 2 minutos. Luego retira el aceite con un pad de algodón y enjuaga con agua tibia.

Este aceite te permite realizar una limpieza profunda y eliminar hasta el maquillaje más resistente.

62 - TÓNICO PARA PIEL SECA O SENSIBLE

Este es un tónico potente elaborado con una variedad de aguas florales para equilibrar la piel e hidratar la piel seca y sensible. y evitar que sangren.

Ingredientes

- 2 cucharadas de agua de rosas
- 1 cucharada de agua floral de caléndula
- 1 cucharada de agua de azahar
- 1 cucharada de agua floral de manzanilla
- 1 cucharada de agua floral de lavanda
- 2 cucharaditas de vinagre de manzana
- 2 cucharaditas de glicerina vegetal
- 5 gotas de aceite esencial de palo de rosa
- 2 gotas de aceite esencial de rosa
- 2 gotas de aceite esencial de neroli
- 2 gotas de aceite esencial de manzanilla romana

Preparación

Vierte los ingredientes en un frasco desinfectado con tapa. Sacude con fuerza la botella para que se mezclen bien. Guárdalo en un lugar fresco y oscuro y consúmelo en un plazo de dos meses como máximo.

Aplicación

Aplica el tónico en cara y cuello con pads de algodón, evitando el área de los ojos.

63 - BÁLSAMO FACIAL REJUVENECEDOR

Ingredientes

- 2 cucharaditas de aceite de semilla de uva
- 2 cucharaditas de manteca de karité
- 2 cucharaditas de mantequilla de mango
- 1 cucharadita y media de cera de abejas rallada
- 4 cucharaditas de aceite de argán
- ½ cucharadita de aceite de vitamina E
- 7 gotas de aceite esencial de rosa

Preparación

Derrite en 100 ml de agua hirviente el aceite de semilla de uva, la manteca de karité, la mantequilla de mango. Apaga el fuego y agrega el aceite de argán, el aceite de vitamina E y el aceite esencial de rosa. Vierte rápidamente en un recipiente de cristal resitente al calor y deja que se enfríe por completo.

Aplicación

Aplica pequeños toques del tamaño de un guisante sobre una piel limpia y tonificada. Masajea suavemente la cara y el cuello con pequeños movimientos circulares. La piel lo absorbe y queda hidratada y sedosa.

64 - TÓNICO FACIAL PARA LOS DÍAS MÁS FRÍOS

Ingredientes

- 375 ml de agua
- 1 bolsita de té de menta
- 1 bolsita de té rooibos
- 1 bolsita de té de manzanilla
- 1 gota de aceite esencial de romero
- 4 gotas de aceite esencial de lavanda

Preparación

Lleva el agua a ebullición y déjala enfriar durante 3 minutos. Vierte el agua sobre las bolsitas de té en una olla y deja que repose hasta que se enfríe completamente. Agrega los aceites y trasvasa a un frasco de cristal. Este producto se mantiene dos semanas en la nevera.

Aplicación

Agita el frasco y aplica un poco del contenido en la piel de toda la cara. Luego ponte una crema hidratante.

65 - ACEITE CORPORAL NUTRITITIVO DE LAVANDA

Ligeramente perfumado, con aceite esencial de lavanda puro, ¡es perfecto como aceite de masaje hidratante!

Ingredientes

- 2 cucharadas de aceite de jojoba
- 2 cucharadas de aceite de almendras dulces
- 2 cucharadas de aceite de girasol
- 2 cucharadas de aceite de aguacate
- 1 cucharadita de aceite de vitamina E
- 50 gotas de aceite esencial de lavanda

Preparación

Mezcla todos los ingredientes en un frasco con tapa.

Aplicación

Masajea toda la piel con una cantidad generosa. Termina la preparación antes de 6 meses.

66 - BÁLSAMO LABIAL NUTRITIVO Y PROTECTOR

Ingredientes

- ¼ de cucharadita de aceite de coco
- ¼ de cucharadita de aceite de oliva
- ¼ de cucharadita de mantequilla de mango
- ½ cucharadita de cera de abejas
- 0 gotas de aceite de vitamina E
- 1 gota de aceite esencial de lavanda
- 1 gota de aceite esencial de limoncillo

Preparación

Funde los ingredientes, excepto la vitamina E y los aceites esenciales, en un olla pequeña con unos milímetros de agua hirviendo. Cuando se hayan derretido completamente, retira del fuego y añade los aceites esenciales y la vitamina. Vierte la mezcla en un recipiente de bálsamo labial. Luego espera a que se enfríe a temperatura ambiente.

67 - CHAMPÚ SECO BÁSICO

Ingredientes

- 30 g de polvo de arrurruz
- 15 g de bicarbonato de sodio
- 20 gotas de aceite esencial (el que tú desees)

Preparación

Coloca todos los ingredientes en una licuadora o procesador de alimentos y procesa hasta que estén bien mezclados. Trasvasa la mezcla a un azucarero con tapa.

Aplicación

Para utilizarlo, por una cucharadita en la mano y utiliza los dedos para masajear el cuero cabelludo y las raíces. Después de unos minutos, péinate y retira el polvo con un cepillo.

Los ingredientes naturales secos en polvo, como el polvo de arroz, el polvo de arrurruz, la maicena, el polvo de avena, el almidón de tapioca, la arcilla de caolín, el polvo de cacao y el bicarbonato de sodio se pueden combinar con pequeñas cantidades de aceite esencial para limpiar el cabello sin usar agua. Es un método de higiene respetuoso con el cuero cabelludo que además proporciona volumen al cabello. Por otra parte, los champús secos ocupan menos espacio.

68 - ACEITE NUTRITIVO PARA CABELLO DAÑADO

Ingredientes

- 1 cucharada de aceite de aguacate
- 1 cucharada de aceite de semilla de albaricoque
- 1 cucharada de aceite de germen de trigo
- 1 cucharada de aceite de oliva
- 10 gotas de aceite esencial de ylang ylang
- 10 gotas de aceite esencial de petitgrain (hojas de naranjo amargo)
- 5 gotas de aceite esencial de neroli

Preparación

Mezcla todos los ingredientes en un frasco gotero. Agita bien la botella.

Aplicación

Vierte dos o tres cucharaditas en la palma de la mano, masajea, péinate y deja que actúe durante unos 15 minutos. Luego lávate el cabello como de costumbre.

Este nutritivo aceite para el cabello, cargado de vitaminas A y E, mantendrá tu cabello joven y saludable.

69 - REMEDIO PARA LOS PIES SUDOROSOS

Ingredientes

- 20 g de hojas de nogal
- 10 g de hojas de salvia
- 10 g de lamio blanco
- 20 g de romero (unos 20 g)
- 1 cucharada de esporas de licopodio
- 4 gotas de aceite esencial de salvia
- 600 ml de agua

Preparación

Calienta el agua en un cazo y cuando arranque a hervir, retira del fuego y deposita las hierbas. Las mantienes en decocción unos 15 minutos y después cuelas las hierbas.

Aplicación

Vierte la decocción, todavía tibia, en un barreño, le añades las 4 gotas del aceite esencial y sumerges los pies durante 20 minutos. Seca muy bien los pies una vez has completado el baño. Repite la operación dos veces al día.

70 - CREMA REPARADORA PARA LA IRRITACIÓN CUTÁNEA

Ingredientes

- 20 g de raíz de malvavisco
- 10 g de raíz de bardana
- 5 g de hojas de llantén mayor
- 5 g de avena
- 10 g de gel de aloe
- 150 g de cera emulsificante o similar
- 70 g de glicerina
- 80 ml de agua

Preparación

Funde la cera en un recipiente de cristal al baño maría. Le añades las hierbas, el gel de aloe y la glicerina, removiendo continuamente. Lo dejas a fuego muy bajo durante unas 2 horas, removiendo de vez en cuando.

Pasa a masa por una bolsa para tamizar y la removemos en un cazo para que adquiera textura de crema. Vierte la crema, una vez fría, en un recipiente de cristal, donde se puede conservar en la nevera.

Aplicación

En masaje suave sobre el área dañada, en irritaciones cutáneas, eccemas secos y urticarias, tres veces al día

71 - TÓNICO FACIAL REVITALIZADOR

Ingredientes

- 2 cucharadas de extracto líquido de hamamelis
- 1 g de oleato de caléndula
- 6 g de aceite de rosa mosqueta
- 4 gotas de aceite esencial de enebro
- 4 gotas de aceite esencial de lavanda
- 0,2 g de vitamina E como conservante

Preparación

Vierte los distintos ingredientes en un frasco de cristal translúcido y lo agitas vivamente. Deja que repose unas tres horas.

Aplicación

Aplica una fina capa del tónico, con ayuda de un trozo de algodón, en masaje suave sobre la piel lavada. Luego limpias con un tónico sin aceites o con agua de hamamelis.

Debes conservar el frasco en un espacio alejado de la luz solar y de las fuentes de calor.

72 - LOCIÓN PARA PREVENIR LA ALOPECIA

Ingredientes

- 10 g de extracto glicólico de lúpulo
- 10 g de extracto glicólico de jengibre
- 10 g de extracto glicólico de sabal
- 5 g de extracto de malvavisco
- 10 g de hojas de salvia
- 10 g de hojas de ortiga
- 20 g de alcohol de romero
- 20 g de agua destilada de rosas
- 5 g de emulsionante como el polisorbato o afín
- 200 g de agua destilada

Preparación

Mezcla los distintos ingredientes en un frasco translúcido y agita con energía durante unos minutos. Deja que repose unos 10 minutos y ya está listo para aplicar.

Aplicación

En fricción sobre el cuero cabelludo, hasta tres veces al día. Luego limpias el cabello con un champú, preferiblemente antiseborreico, y aclaras con una decocción de salvia o de hojas de nogal.

73 - REMEDIO PARA LAS MANCHAS

Ingredientes

- 10 g de hojas de hiedra
- 10 g de ramilletes de lavanda
- 10 g de raíz de bardana
- 10 g de cola de caballo
- 5 g de raíz de diente de león
- 1 cucharada de gel de aloe vera
- 1 cucharada de zumo de lima

Preparación

Pon a hervir en 500 ml de agua las dos raíces y la cola de caballo. Cuando arranque a hervir le agregas la hiedra y la lavanda y lo mantienes en infusión, bien tapado, unos 10 minutos. Añade luego el gel de aloe y el zumo de lima y remueve bien durante unos minutos más.

Aplicación

Con la punta de los dedos, aplica la decocción sobre las manchas o léntigos sobre la cara ya previamente lavada. Cúbrete la cara con una máscara de spa y relájate en tal posición durante 15 minutos. Limpia la cara con agua de hamamelis o de hojas de avellano europeo o de nogal. Repite la operación 4 veces a la semana.

74 - CREMA CASERA REGENERADORA DE NOCHE

Ingredientes

- 1 manzana mediana
- 20 gotas de aceite de germen de trigo
- 100 ml de aceite de oliva
- 100 ml de agua de rosas

Preparación

Corta la manzana en trozos pequeños, una vez que has retirado las pepitas. La depositas en el vaso para batir, añadiendo las gotas de germen de trigo y el aceite de oliva. La bates con la batidora hasta obtener un puré denso. Viértela a continuación en un bol o cazo y déjala al baño maría, donde la mantienes justo hasta que arranca a hervir. Le agregas el agua de rosas y remueves bien. Deja que repose 2-3 horas y la pasas a un frasco de vidrio. Se puede guardar en la nevera.

Aplicación

Se aplica en masaje suave, en dirección ascendente o haciendo círculos sobre la piel de la cara, el cuello, el escote, etc. Aclara con agua de rosas o de hamamelis.

75 - REMEDIO ASTRINGENTE PARA LLAGAS BUCALES

Ingredientes

- Tinturas de propóleo, ratania, bistorta y mirra, 10 g de cada.

Preparación

Mezcla bien las tinturas en un frasco y agítalas con energía para uniformar la mezcla.

Aplicación

Viertes 50 gotas en un vaso con agua y haces un enjuague completo de boca, durante unos 5 a 10 minutos, después de haberte cepillado los dientes. Combate el sangrado de encías y las llagas en las paredes de la boca y la lengua. Repite la operación dos veces al día.

76 - REPELENTE DE PULGAS PARA TU MASCOTA

Ingredientes

- 2 vasos de jabón eco para platos
- 20 ml de vinagre de manzana
- 1 cucharadita de café de aceite esencial de lavanda
- 1 cucharadita de café de aceite esencial de eucaliptus

Preparación

Mezcla los distintos ingredientes en una botella con pulverizador y lo agitas bien un rato.

Aplicación

Primero se aconseja mojar un poco a tu mascota (si es perro o gato) con agua templada. Lo rocías luego con el pulverizador por todo el cuerpo, sin olvidar aquellas partes más propensas a alojar las pulgas, como es bajo los brazos, orejas, bajo la cola o entre los dedos. Deja que opere unos 10 minutos y luego puedes mojarlo de nuevo con agua templada.

77 - REMEDIO DE HERBOLARIO PARA LOS HONGOS DE LA PIEL

Ingredientes

- 10 gotas de aceite esencial de orégano
- 10 gotas de aceite esencial de lavanda
- 10 gotas de aceite esencial de ajedrea
- 150 ml de aceite de almendras
- 15 g de tomillo
- 15 de ajedrea
- 15 g de sumidades de avena
- Un vaso de jabón neutro eco

Preparación

Mezcla los 4 primeros ingredientes. A parte prepara un baño con la decocción de tomillo y ajedrea, mezclado con el jabón neutro, y reserva por otro lado una decocción de avena.

Aplicación

Masajea la zona afectada por hongos con la mezcla de las esencias y el aceite vegetal de almendras. A continuación, sumerge las partes del cuerpo afectadas en un baño tibio con la decocción de tomillo y ajedrea. Acaba aclarando con agua de avena. Repite la operación una vez al día, en tratamientos que requieren tiempo

78 - ACEITE DE ARGÁN Y LINAZA PARA LAS ESTRÍAS

Ingredientes

- 1 cucharada de aceite de argán
- 1 cucharada de aceite de lino (linaza)
- 1 cucharada de aceite de almendras
- 50 g de cola de caballo
- ½ l de agua
- 1 vaso de zumo de limón

Preparación

Mezcla los tres aceites por un lado. Por otro, elabora una decocción de cola de caballo en medio litro de agua, a la que le añadirás una vez tibia el zumo de limón.

Aplicación

Realiza un masaje en círculos con los aceites sobre la zona afectada por estrías. Lava la zona con agua de hamamelis. Aplica del mismo modo la decocción en masaje ascendente o en círculos. Vuelve a aclarar con agua de rosas o de hamamelis.

79 - COMPRESAS PARA LAS URTICARIAS

Ingredientes

- 1 cucharada de hojas de ortiga
- 1 cucharada de sumidades de hisopo
- 1 cucharada de postre de aceite de oliva
- 4 gotas de aceite esencial de manzanilla
- 1 taza grande de agua

Preparación

Hierve el agua sola. Pon las ortigas y el hisopo en infusión y déjalos reposar unos 10 minutos. Cuela. Añade a la infusión el aceite de oliva y la esencia de manzanilla y lo remueves un rato.

Aplicación

Empapa un paño de algodón con el preparado y aplícala sobre el área afectada con picor e hinchazón, dejando que actúe unos minutos. Retira la compresa y deja que le toque el aire. Repite la operación tres veces al día, mientras persistan los síntomas. Se puede completar con un baño parcial con 2 tazas de harina de avena.

80 - PULVERIZADOR A LA MENTA REFRESCANTE PARA LOS PIES

Ingredientes

- 0,5 g de maicena
- 5 ml de agua de hamamelis
- 5 ml de agua floral de menta
- 30 gotas de aceite esencial de menta
- 15 gotas de aceite esencial de árbol de té

Preparación

Pon todos los ingredientes en una botella de pulverizador y agítala con fuerza. Guárdala en la nevera. Se conserva dos semanas.

Aplicación

Agita la botella y pulveriza los pies. Relájate y deja que se sequen al aire.

Recursos bibliográficos y en Internet

BIBLIOGRAFÍA

Aloe vera, la planta de las mil caras
MARIÉ MORALES
Tikal

Aromaterapia
JULIA LAWLESS
Ed. Susaeta

Belleza Natural
LIZ EARLE
Robin Book

*Cómo rejuvenecer y cuidar
la piel de forma natural*
Integral

*Diccionario Integral de
plantas medicinales*
J. CEBRIÁN
RBA Integral

*El arte de cuidarse en
las cinco estaciones*
BLANCA GALOFRÉ
RBA Integral

*Disciplinare tecnico per la
eco bio cosmesi*
Istituto per la Certificazione
etica ed ambientale

El gran libro del aloe vera
LOURDES PRAT Y TERESA RIBÓ
Integral

El libro de la belleza y cosmética natural
COOR. NÚRIA POLO
Integral

Enciclopedia de plantas medicinales
ANDREW CHEVALLIER
Acento Editorial

Guía para comprar sin tóxicos.
GREENPEACE

La historia de la belleza
DOMINIQUE PAQUET
Biblioteca de bolsillo Claves

Manual de cosmética natural
KAREN NETT
Consejos de belleza.com

Plantas medicinales
Guía Ilustrada de la salud
NON SHAW
Könemann

Plantas medicinales en casa
PENELOPE ODY
Ed Blume

Sistemas de referencia definiendo
los productos cosméticos ecológicos y
naturales
Ecocert, 2003

Sustancias tóxicas en
Cosmética y Daño solar
ALMA CRISTINA
MALDONADO

The International Magazine of
Cosmetic Technology
Vol. 123

Una investigación de
químicos en perfumes
GREENPEACE

Vademecum de prescripción
de plantas medicinales
A. ARTECHE, B.
VANACLOCHA, J.I.
GÜENECHEA
Masson

WEBS DE INTERES

www.cosmos-standard.com
Certificación Cosmos

www.ecocert.com
Certificación Ecocert

www.kontrollierte-naturkosmetik.de
Certificación BDHI

www.soilassociation.org
Certificación Soil Association

www.natrue.org
Certificación NaTrue

www.ecogarantie.be
Certificación EcoGarantie

www.demeter.es
Demeter España

www.aiab.it
Certificación AIAB

www.cosmebio.org
Certificación Cosmebio

www.ams.usda.gov
The National Organic Program

www.ecolabelindex.com
Ïndice de etiquetas ecológicas

....
....
....
....
....
....
....

....
....

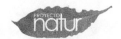

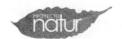